Hermann Schweyer

Das Geheimnis
der Geistheilung

W0072378

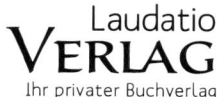

Laudatio
VERLAG
Ihr privater Buchverlag

Alle Rechte vorbehalten
© 2014 Laudatio Verlag, Frankfurt am Main
Autor: Hermann Schweyer
Lektorat: Franziska Jentsch
Buch- und Umschlaggestaltung: Andreas Grunau
Umschlagfotos: © meschike, © yvart, Fotolia.de
Foto auf S. 6, 201 und Grafiken © Hermann Schweyer
ISBN 978-3-941275-55-3
www.laudatio-verlag.de

HERMANN SCHWEYER

DAS GEHEIMNIS DER
GEISTHEILUNG

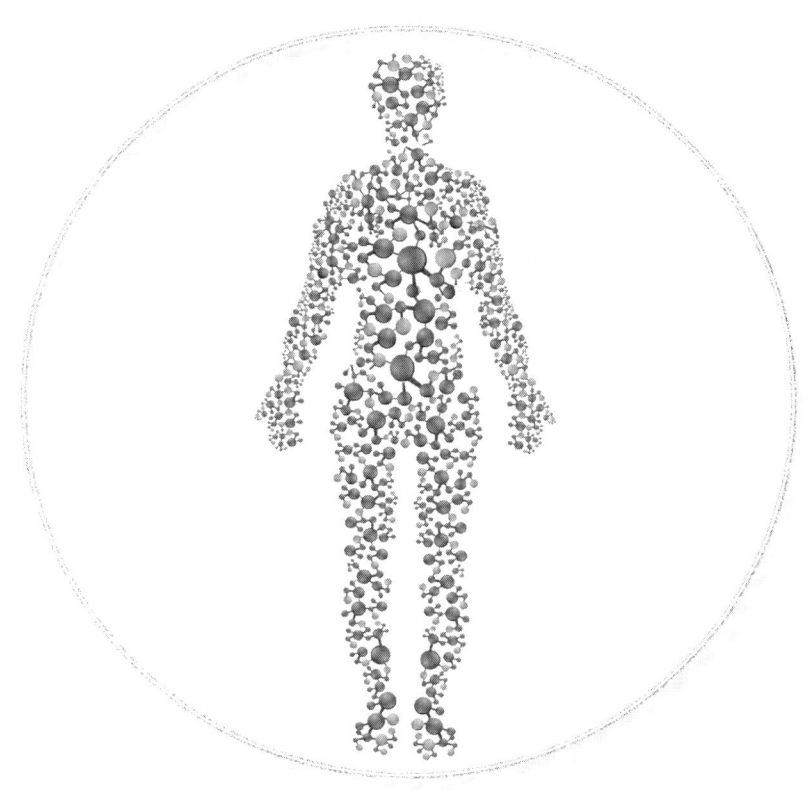

Laudatio
VERLAG

Inhalt

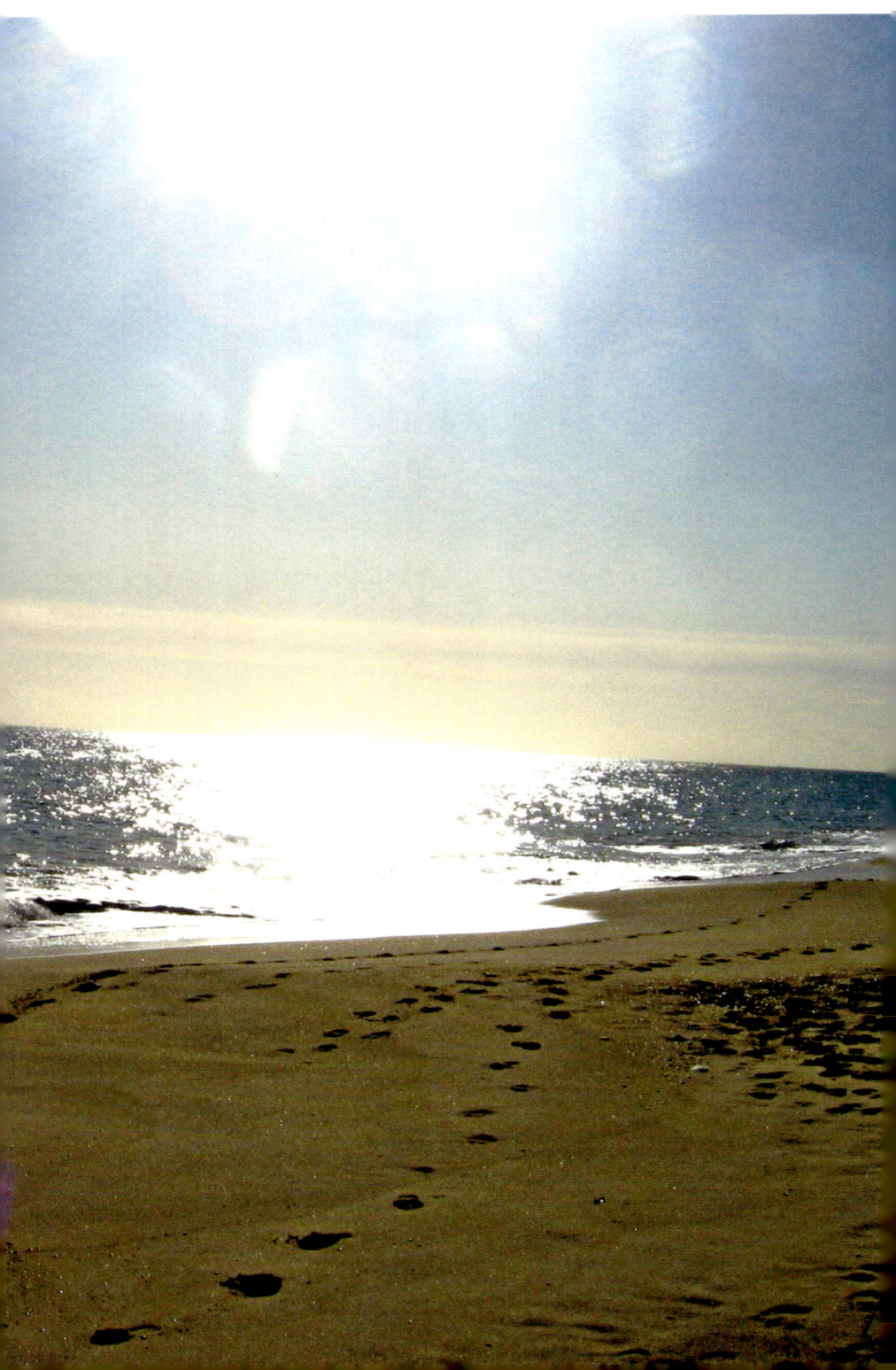

Aus diesem Buch erwarten Sie vielleicht eine Antwort oder einen Hinweis auf Ihr vorliegendes Problem oder haben eine Frage. Sie möchten mal schauen, wie andere Menschen die verschiedenen Dinge sehen. Um welche Sache es geht, ist manchmal ganz einfach gesagt und manchmal bedarf es vieler Erläuterungen. Dieses Buch hat letztendlich das Ziel, die Geistheilung zu erklären, wie diese im wahrsten Sinne des Wortes funktioniert. Von einer inneren Haltung eines Patienten ausgehend bis zur wissenschaftlichen Deutung werden Sie viele Tipps und Hinweise erhalten, wie Geistheilung geht.

Um Ihnen meinen Werdegang vom Ministranten in der Kirche über den Musiker in einer Blaskapelle, über den Diplom-Ingenieur für Elektrotechnik, über das Entdecken und Lernen der Kabbala, über den Seminarleiter für Geistige Heilung und den Entwickler einer Software für die Erstellung von persönlichen Kabbala-Lebensanalysen näher zu beschreiben und viele meiner Entscheidungen im Hinblick auf spirituelle Dinge zu verstehen, habe ich meine Lebensabschnitte, beginnend im Alter von etwa acht Jahren bis heute, im Anhang dieses Buches etwas ausführlicher beschrieben. Schon in jungen Jahren war mir immer wichtig zu verstehen, wie die Dinge funktionieren. Und so kamen im Laufe meines Lebens einige Sachen zusammen, die vieles erklären, und heute kann ich Ihnen erläutern, wie Geistheilung funktioniert. So schöngeistige und schönmalerische Worte wie „das muss man einfach glauben" haben mich nie beeindruckt und mich nie zufriedengestellt. Und wie ich schon früh wissen wollte, wie das mit dem elektrischen Strom funktioniert, will ich auch heute wissen, wie Geistheilung geht. Und nun will ich es Ihnen sagen.

Viele meiner Freunde haben mich dazu ermutigt, ein solches Buch zu schreiben. Danke, liebe Freunde, dass ihr mich immer wieder gefragt habt, wann schreibst du nun dein nächstes Buch. Vielleicht kann ich jetzt damit vielen Menschen helfen, diese besondere Art der Heilung zu verstehen und Vertrauen zu sich zu gewinnen und eine eigene Heilung zu erfahren. Um noch eines klarzustellen: Ich bin kein Geistheiler, ich sage Ihnen nur, wie es geht. Machen müssen Sie es selber.

Zu verschiedenen Sachen will ich Ihnen meine eigenen Erfahrungen erzählen und auch passende Geschichten dazu, die ich einmal von glaubhaften Menschen gehört habe. Ich danke Ihnen für Ihre Aufmerksamkeit.

In tiefer Verbundenheit
Ihr Hermann Schweyer

Begrüßung

Grüß Gott, liebe Leserin und lieber Leser, oder möchten Sie lieber mit „Guten Tag" oder ganz anders begrüßt werden?

Ich bleibe bei „Grüß Gott", auch wenn ich dabei schon mal als Antwort „Wenn ich ihn mal treffe, sage ich ihm einen schönen Gruß von dir" erhalten habe, was natürlich scherzhaft gemeint war. Spaß beiseite. Was bedeutet Grüß Gott? Darüber gibt es verschiedene Ansichten. Die meisten Erklärungen von sogenannten Sprachwissenschaftlern und ähnlichen gescheiten Leuten sind meiner Meinung nach Unsinn. „Grüß Gott" bedeutet nicht, dass Gott von einem der beiden Beteiligten gegrüßt werden soll. „Grüß Gott" bedeutet: Ich grüße den göttlichen Teil in dir. Für den auf diese Art gegrüßten Menschen heißt dies: Ich sehe dich nicht nur als menschliches Wesen, sondern ganz besonders als göttliches Wesen. Sie sagen „Hmm" und setzen ein Fragezeichen dahinter. Das ist doch ganz einfach zu erklären: Wenn ich jemanden mit „Guten Tag, Frau Müller" begrüße, meine ich die Frau Müller, und wenn ich „Grüß Gott" sage, meine ich den Gott in dieser Person, den göttlichen Kern oder den göttlichen Funken.

Auch wenn dieser Gruß oft nur ein kurzes Murmeln ist und nur so ähnlich wie „Grüß Gott" klingt, so meint man doch „Ja hallo, lieber Mensch mit deinem göttlichen Wesenskern, schön dass ich dir begegne". Und von diesem göttlichen Kern wird in diesem Buch noch öfters die Rede sein. Aus der Tatsache, dass dieser Gruß meistens in Bayern verwendet wird, zu schließen, dass nur die Bayern einen göttlichen Kern haben, ist natürlich falsch. Auch Sie, wenn Sie außerhalb Bayerns leben, haben diesen wunderbaren Kern und sind ein schöpferisches machtvolles Wesen, auch wenn Sie, wie so viele, dies vergessen haben.

Also nochmals: Grüß Gott, liebe Leserin und lieber Leser!

Was ich vermitteln will

Dieses Buch will Sie hinführen zu einem Verständnis der Geistigen Heilung. Viel wurde über dieses Thema geredet und geschrieben, aber der Schlusstenor aller Betrachtungen war, dass noch vieles im Dunkeln liege und man halt nicht so recht wisse, was dahinterstecke und man bleibe skeptisch. Diese Skepsis will ich mit diesem Buch ausräumen.

Die erste Frage von Ihnen wird sein: Was versteht der Autor unter dem Begriff der Geistigen Heilung. Ich will Ihnen durch Beispiele aus vielen Themengebieten und durch Erklärungen aus den verschiedenen Heilungsrichtungen verständlich machen, wie Geistige Heilung funktioniert. Da die Methoden und Lehren hierzu schier unerschöpflich sind, erhebe ich mit meinen Darstellungen natürlich keinen Anspruch auf Vollständigkeit. Das zusammengetragene Wissen soll Ihnen jedoch helfen, die grundsätzlichen Zusammenhänge, die allen Methoden und Richtungen gemein sind, zu verstehen. Wenn Sie wissen, wie z. B. ein Computer funktioniert, können Sie damit leichter umgehen als wenn Sie diese hellgraue oder schwarze und unter dem Schreibtisch vor sich hin brummende Kiste nur als notwendiges Übel ansehen, um Ihre Briefe schreiben zu können. Und genau so ist es mit Ihrem Körper; wenn er Heilung braucht und Sie etwas Gutes für ihn tun wollen, müssen Sie wissen, wie Geistige Heilung funktioniert, um diese wirkungsvoll anwenden zu können.

Das aber nur für den Fall, dass Sie nicht zum Arzt gehen wollen und schon mal etwas über Geistheilung gehört haben und eben diese Art von Heilung anwenden wollen, aber nicht so recht wissen, wie das geht. Laut Gesetz dürfen nur zugelassene Ärzte und Heilpraktiker heilen. Andere Heiler müssen darauf hinweisen, dass sie den Gang zum Arzt nicht ersetzen dürfen. Ich selbst bin weder ein Geistheiler noch ein Arzt. Daher möchte ich auf Folgendes ausdrücklich hinweisen: Die in diesem Buch vorgestellten Methoden, Überlegungen und Ratschläge habe ich nach bestem Wissen und Gewissen überprüft und dargestellt. Die Informationen, Analysen und Meinungen sollen aber ärztliche Hilfe und Rat nicht ersetzen. Infolgedessen kann ich keinerlei Haftung für Schäden übernehmen, die sich aus dem Gebrauch oder eventuellem Missbrauch der in diesem Buch dargestellten Methoden ergeben könnten. Auch wenn meine Anleitungen und Beschreibungen in diesem Buch für jeden Menschen ohne medizinisches Fachwissen einfach nachvollziehbar und anwendbar sind, gilt: Jeder Leser ist eingeladen, in eigener Verantwortung, in Zusammenarbeit mit einem Arzt oder Heilpraktiker zu entscheiden, ob die in diesem Buch dargestellten Maßnahmen und Vorschläge bei der Lösung seiner körperlichen oder psychosomatischen Probleme helfen können.

Bei der Geistheilung ist zwischen zwei Arten von Geistheilung zu unterscheiden: der eigenen und der fremden Geistheilung. Bei der fremden Geistheilung brauchen Sie gar nichts darüber zu wissen. Sie gehen einfach zum Geistheiler. Der macht das schon. Das kostet aber. Und Sie müssen dann meistens öfters zu ihm gehen. Im Gegensatz dazu ist die eigene Geistheilung nur von Ihnen selbst abhängig und Sie brauchen niemanden dazu und es kostet auch nichts. Nur tun müssen Sie es selber und Sie müssen wissen, wie das geht. Durch die Beschreibung verschiedener Heilungsarten werden Sie verstehen, wie diese funktionieren.

Dass dies dann doch nicht so einfach sein wird, werden Sie sehen, aber ich will Ihnen so anschaulich wie möglich dazu verhelfen, diese Heilweisen zu verstehen. Und auch Hinweise will ich Ihnen geben, wie Sie Ihre Heilung, was Ihre Krankheit auch immer sein mag, wiederfinden können.

Mit diesem Buch will ich begreiflich machen, wie Geistige Heilung funktioniert und mit eigenen und anderen Beispielen beweisen, dass es so sein muss. Die Erkenntnisse aus der Quantenphysik sind dann eine erhellende Erklärungshilfe zum gesamten Verständnis der Geistheilung.

Wie ich die Welt verstehe

Was ist Geistige Heilung?: Geistige Heilung ist ein außerschulmedizinisches therapeutisches Verfahren, bei dem ein Heileffekt durch geistigen oder paranormalen Einfluss erzielt wird. Wichtig dabei ist vor allem der

Glaube an die Möglichkeit solcher Heilungen von Seiten des Heilers und des Patienten. Die Methoden sind: Gesundbeten, Handauflegen oder andere geistige, spirituelle Methoden durch lebende oder verstorbene Vermittler. So steht es im Lexikon.

Und so fing es bei mir an: Als Ingenieur für Fernmelde- und Hochfrequenztechnik, so hieß die Berufsbezeichnung früher, war ich daran interessiert zu wissen und zu verstehen, wie sich elektrische und magnetische Zustände statisch und dynamisch verhalten, wie diese sich beeinflussen und letztlich etwas ganz anderes bewirken können. Zu jener Zeit, also seit 1960, beschränkte sich meine Arbeit auf rein technisches Gebiet.

Im Laufe der Jahre ist nun ein großes Interesse für spirituelle Themen dazugekommen. Auch bei diesen Themen wollte ich immer wissen, wie es funktioniert, denn der Techniker in mir will das alles wissen. Ja, ich bin neugierig. Andere Menschen sagen, dass es doch nur wichtig sei, zu wissen, dass etwas funktioniert. Aber ich will auch wissen, wieso und warum etwas funktioniert.

So war mein erstes Aha-Erlebnis, als ein Heilpraktiker mit einer Akupunkturnadel in Sekundenschnelle mir meine Kopfschmerzen nahm. Das nächste Aha-Erlebnis war die Fernheilung meiner damals noch kleinen Tochter, als ein Geistheiler ihr Fieber von 41 °C innerhalb weniger Minuten auf Normaltemperatur senkte, wohlgemerkt übers Telefon.

Diese und noch ganz andere Ereignisse ließen mich nachdenken, ließen mich staunen und mich immer wieder fragen, wie macht der gute Mensch dies und wie geht das überhaupt. Und so suchte ich und war neugierig, suchte weiter und fand hier etwas und fand dort etwas.

Diese einzelnen Fundstücke trug ich zusammen und fand etwas Wunderbares, das ich Ihnen in diesem Buch servieren möchte.

Es gibt viele Beschreibungen, wie diese oder jene Heilung funktioniert. Für mich gilt etwas nur dann als richtig und wahr, wenn auch andere Beschreibungen Ähnliches aussagen und somit zusammenpassen und sich ergänzen. Beschreiben mehr als ein Verfahren eine gleichartige Funktionalität, so können diese mit großer Wahrscheinlichkeit als identisch betrachtet werden.

Das gilt nicht nur in der Technik, sondern genauso für spirituelle Dinge. Auf solche Art durch Fragen nach Ähnlichkeiten will ich die verschiedenen geistigen Heilverfahren betrachten.

Im weiteren Verlauf des Buches werden Sie auf Begriffe stoßen, die einer Erklärung bedürfen, um den ganzen Zusammenhang zu verstehen.

Der Mensch lebte schon viele Male auf der Erde. Die Reinkarnation, die Wiedergeburt, ist für mich eine Tatsache. Wir kommen ursprünglich aus dem geistigen Bereich. Wenn wir dann als Seele wieder das Bedürfnis haben, auf der Erde, also in der materiellen Ebene, neue Erfahrungen zu machen, dann suchen wir uns zuerst gewisse Aufgaben, die wir lernen und erfahren wollen. Diese Lernaufgaben werden z. B. in einer persönlichen Kabbala-Lebensanalyse beschrieben, auf die ich in einem besonderen Kapitel dieses Buches noch genau eingehen werde. Weiter suchen wir ein Land, in dem sich die erwählten Aufgaben am besten realisieren lassen und natürlich auch die Eltern, die uns das alles ermöglichen. Wenn wir z. B. auf wissenschaftlichem Gebiet unsere Erfahrungen machen wollen, brauchen wir auch die

Möglichkeit dazu. Ein Leben in der Wüste, auch wenn hier noch so viele Erfahrungen zu machen möglich ist, wäre dazu nicht besonders geeignet.

Alles beginnt damit, dass sich zwei liebende Menschen ein Kind wünschen. Die Seele des neuen Kindes hält sich dann immer stärker in der Nähe der Mutter auf, bis sie sich fest mit dem neuen Körper verbindet. Was auf der körperlichen Ebene geschehen muss, damit dies stattfindet, wissen wir. Bis zur Geburt nimmt das neue Kind die ersten Prägungen in seinem neuen Bewusstsein auf. Was immer in dieser Zeit die Mutter alles macht, das Kind ist mit dabei. Aber all das, was sich die Seele zuvor vorgenommen hat, ist vergessen.

Um der Wirklichkeit der Reinkarnation auf die Spur zu kommen, habe ich vor vielen Jahren eine Rückführung gemacht, weil ich unter ungewöhnlichen und höchst seltsamen Umständen eine Frau kennenlernte. Ich wollte wissen, was uns früher verband. Meine Erkenntnis letzten Endes war, dass das frühere Verhalten mir gegenüber das gleiche war wie heute. Der Kontakt war dann schnell wieder beendet.

Einige Zeit später machte auch meine damalige Frau eine Rückführung mit höchst interessanten Details. Bei der Rückführung war unter mehreren persönlichen Bildern ein schönes großes Bauernhaus und in der Nähe eine gelb gestrichene kleine Barockkirche und eine Jahreszahl das Thema. Wir machten uns auf die Suche nach der gelben Kirche und klapperten einen ganzen Tag lang eine infrage kommende Gegend in Oberbayern ab. Einige Orte hatten eine solche Kirche, aber der Rest passte nicht. Und weiter ging es zum nächsten Ort. An einem Ort, kurz vor der Grenze nach Österreich, wurden wir fündig. Ich prüfte natürlich sofort, ob die Kirche schon immer gelb gestrichen war, indem ich nach Scheuerstellen und abgeplatzten Stücken suchte. Ja, sie war bis auf den Putz immer schon gelb. Auch das Bauernhaus passte genau zum Bild bei der Rückführung. Das Haus wurde gerade renoviert und so konnten wir uns genauer umsehen. Auf einem Holzstapel lag auch noch ein Firstbalken mit der eingeschnitzten passenden Jahreszahl. Zum Bürgermeister zu gehen, um Namen und weitere Daten zu dieser Jahreszahl zu erfahren, verwarfen wir dann aber, denn der hätte uns sicher für verrückt erklärt. Nun behaupte ich, dass Reinkarnation eine Tatsache ist. In vielen Berichten können Sie nachlesen, dass dies nicht nur meine Überzeugung ist, sondern auch die vieler anderer Menschen aus aller Welt.

Dass sich jeder Mensch für sein heutiges Leben gewisse Aufgaben vornimmt, dass jeder Mensch eine gewisse Prägung hat, kann nicht nur aus astrologischen Analysen entnommen werden, sondern auch aus einer Kabbala-Lebensanalyse, wie ich sie am Ende des Buches vorstellen werde.

Mein Glaube

Ja, ich glaube an Gott, den Einen, das immerwährende Gute. Warum? Weil ich damit gute, positive Erfahrungen gemacht habe, wie ich im weiteren Verlauf des Buches berichte.

Ich sehe Gott als Quelle von allem. Aus dieser Quelle entspringen alle Ideen, die bis heute bekannten und auch alle zukünftigen Ideen. Diese neuen Ideen, die Gott uns anbietet, wenn die Zeit reif ist, wenn das Umfeld passend ist, können wir annehmen und etwas daraus machen. Auch die Kabbala bietet dazu gute Lektüre. Da die Themen der Kabbala dermaßen vielfältig und umfangreich sind, müssen Sie selbst suchen, was Sie interessiert.

Der Mensch ist ein freies Wesen, er hat die freie Wahl, er kann und darf alles machen, was ihm in den Sinn kommt. Er muss natürlich auch, wie das Sprichwort lautet, seine sich selbst eingebrockte Suppe auch selbst auslöffeln. Die Erde ist ein Erfahrungs-Spielplatz für alle möglichen und unmöglichen Einsichten Erfahrungen.

Die Hölle und der Teufel sind meiner Meinung nach menschliche Erfindungen. Die Erfinder von Hölle & Co glauben, weil diese selbst nur in drei Dimensionen denken, dass Gott ebenso drei-dimensional sei, eben wie ein Mensch, mit all den Bildern von dem Bösen, von Kriegen und Bestrafungen. Aber das ist voll daneben gedacht. Gott ist die Liebe, wie ich auch mit der Gematria im Buch weiter hinten nachweisen werde. Und Kriege unter den Engeln sind auch Schmarren, also ist Satan das gleiche Hirngespinst. Satan ist eine menschliche Eigenschaft; dieser Mensch mit seiner Energie verhält sich wie ein Satan und dieses Verhalten ist seine freie Wahl.

Mit unserem logisch und wissenschaftlich geprägten Verstand ist Gott und die göttlichen Dinge nicht zu begreifen und zu verstehen. Wir denken immer so, als wäre Gott menschlich, aber das ist er nicht.

Nun habe ich erst einmal genug von meinem Weltbild erzählt und ich will zu dem Thema kommen, das meine Herzensangelegenheit ist, die Geistheilung.

Heilungen aus der Bibel

Ich möchte erst einmal in einem Buch über Heilungen nachsehen, das sicherlich auch bei Ihnen vorhanden ist, die Bibel.

Heilung ist eines der ältesten Themen der Geschichte. Es gibt in vielen Schriften Schilderungen von Heilungen. Wenn wir nun eines der ältesten Bücher, die Bibel, aufschlagen und nachlesen, so finden wir dort viele Heilungsberichte. Die folgenden Bibeltexte sind einer aktuellen Lutherbibel entnommen. Im Alten Testament finden wir z. B. im 2. Buch der Könige, 1. Kapitel, eine sehr aufschlussreiche und interessante Geschichte:

„Elija hat eine Botschaft für König Ahasja

Eines Tages stürzte König Ahasja vom oberen Stockwerk seines Palastes in Samaria und verletzte sich schwer. Da schickte er Boten in die Philisterstadt Ekron. Sie sollten Baal-Sebub, den Gott der Stadt, fragen, ob die Verletzung wieder heilen würde.

Aber der Engel des Herrn befahl Elija, dem Propheten: ,Geh und tritt den Boten des Königs in den Weg! Sage zu ihnen: Gibt es in Israel keinen Gott? Müsst ihr außer Landes gehen und Baal-Sebub, den Gott von Ekron befragen? Darum lässt der Herr eurem König sagen: Du wirst von deinem Krankenlager nicht wieder aufstehen. Deine Tage sind gezählt.' Elija tat, was der Herr ihm aufgetragen hatte. Die Boten kehrten um, und als sie zum König kamen, fragte er sie: ‚Wie kommt es, dass ihr so schnell zurück seid?' Sie antworteten: ‚Ein Mann trat uns in den Weg und sagte: Kehrt auf der Stelle zum König zurück, der euch abgesandt hat, und richtet ihm aus: Der Herr lässt dir sagen: Gibt es in Israel keinen Gott? Musst du Boten außer Landes schicken, um Baal-Sebub, den Gott von Ekron zu befragen? Darum wirst du von deinem Krankenlager nicht wieder aufstehen. Deine Tage sind gezählt.' Der König fragte: ‚Wie sah der Mann aus, der euch das gesagt hat?'

Sie antworteten: ‚Er trug einen Mantel aus Ziegenhaaren und einen ledernen Gürtel.' – ‚Dann war es Elija!', sagte der König.

Kraftprobe zwischen König und Prophet

Sofort schickte er einen Truppenführer mit fünfzig Mann hinter Elija her. Sie fanden den Propheten auf dem Gipfel eines Berges sitzen. Der Anführer ging zu ihm hinauf und sagte: ‚Mann Gottes, komm herunter! Der König befiehlt es!'

Da sagte der Engel des Herrn zu Elija: ‚Geh mit ihm hinab! Du brauchst dich nicht vor dem König zu fürchten.' Elija stand auf und ging mit zum König. Er sagte zu ihm: ‚Höre, was der Herr dir ausrichten lässt: Warum hast du dich an Baal-Sebub, den Gott von Ekron gewandt? Du denkst wohl, es gebe in Israel keinen Gott, den man befragen kann! Deshalb wirst du von deinem Krankenlager nicht mehr aufstehen, sondern sterben.'

Was Elija im Auftrag des Herrn angekündigt hatte, traf ein: Ahasja starb. Weil er keinen Sohn hatte, wurde sein Bruder Joram sein Nachfolger auf dem Thron."

Es war also der falsche Gott, der falsche Ansprechpartner für die Heilung der Verletzungen des Königs. Es wäre wohl besser gewesen, den Gott im eigenen Lande zu befragen, den Gott im Menschen selbst. Hier ist, der Meinung Elijas nach, der innere göttliche Kern des Königs gemeint, der innere Gott Israels. Ahasja war ja König in Israel. Die Frage an das Innere des Königs selbst zu richten, an das Hohe Selbst, wäre demnach erfolgreicher gewesen. Über dieses Hohe Selbst werden Sie in Kapitel „Die drei Selbst" noch mehr erfahren.

Ein weiterer Bericht steht in Kapitel 5 im 2. Buch der Könige:

„Ein König ist überfordert

Naaman, der Heerführer des syrischen Königs, war an Aussatz erkrankt. Er war ein tapferer Soldat, und der König hielt große Stücke auf ihn, weil der Herr durch ihn den Syrern zum Sieg verholfen hatte.

In seinem Haus befand sich ein junges Mädchen, das syrische Krieger bei einem ihrer Streifzüge aus Israel geraubt hatten. Sie war Dienerin seiner Frau geworden. Einmal sagte sie zu ihrer Herrin: ‚Wenn mein Herr doch zu dem Propheten gehen könnte, der in Samaria lebt! Der würde ihn von seiner Krankheit heilen.'

Naaman ging zum König und berichtete ihm, was das Mädchen gesagt hatte.

‚Geh doch hin', antwortete der König, ‚ich werde dir einen Brief an den König von Israel mitgeben.' Naaman machte sich auf den Weg. Er nahm 7 Zentner Silber, 70 Kilo Gold und zehn Festgewänder mit.

Er überreichte dem König von Israel den Brief, in dem es hieß: ‚Ich bitte dich, meinen Diener Naaman freundlich aufzunehmen und von seinem Aussatz zu heilen.'

Als der König den Brief gelesen hatte, zerriss er seine Kleider und rief: ‚Ich bin doch nicht Gott! Er allein hat Macht über Tod und Leben! Der syrische König verlangt von mir, dass ich einen Menschen von seinem Aussatz heile. Da sieht doch jeder: Er sucht nur einen Vorwand, um Krieg anzufangen!'

Ein Fremder erkennt den wahren Gott

Als Elischa davon hörte, ließ er dem König sagen: ‚Warum hast du deine Kleider zerrissen? Schick den Mann zu mir! Dann wird er erfahren, dass es in Israel einen Propheten gibt!'

Naaman fuhr mit Pferd und Wagen hin und hielt vor Elischas Haus. Der Prophet schickte einen Boten hinaus und ließ ihm sagen: ‚Fahre an den Jordan und tauche siebenmal darin unter! Dann bist du von deinem Aussatz geheilt.'

Empört fuhr Naaman weg und sagte: ‚Ich hatte gedacht, er würde zu mir herauskommen und sich vor mich hinstellen, und dann würde er zum Herrn, seinem Gott, beten, seine Hand über den kranken Stellen hin- und herbewegen und mich so von meinem Aussatz heilen. Ist das Wasser des Abana und des Parpar, der Flüsse von Damaskus, nicht besser als alle Gewässer Israels? Dann hätte ich ja auch in ihnen baden können, um geheilt zu werden!' Voll Zorn wollte er nach Hause zurückfahren.

Aber seine Diener redeten ihm zu und sagten: ‚Herr, bedenke doch: Wenn der Prophet etwas Schwieriges von *dir verlangt hätte, hättest du es bestimmt getan. Aber nun hat er nur gesagt: Bade dich, und du wirst gesund! Solltest du es da nicht erst recht tun?'*

Naaman ließ sich umstimmen, fuhr zum Jordan hinab und tauchte siebenmal in seinem Wasser unter, wie Elischa es befohlen hatte. Da wurde er völlig gesund, und seine Haut wurde wieder so rein wie die eines Kindes.

Mit seinem ganzen Gefolge kehrte er zu Elischa zurück, trat vor ihn und sagte: ,Jetzt weiß ich, dass es nur in Israel einen Gott gibt, der helfen kann, sonst nirgends auf der Welt. Nimm darum von mir ein kleines Dankgeschenk an!'

Aber Elischa erwiderte: ,So gewiss der Herr lebt, dem ich diene: Ich nehme nichts an.' So sehr Naaman auch versuchte, ihn umzustimmen, Elischa blieb bei seiner Ablehnung.

Schließlich sagte Naaman: ,Wenn du schon mein Geschenk nicht annimmst, dann lass mich wenigstens so viel Erde von hier mitnehmen, wie zwei Maultiere tragen können. Denn ich will in Zukunft keinem anderen Gott mehr Brand- oder Mahlopfer darbringen, nur noch dem Herrn. Wegen der besonderen Beziehung des Gottes Israels zum Land Israel will ihm Naaman seine Opfer auf israelitischer Erde darbringen. In einem Punkt jedoch möge der Herr Nachsicht mit mir haben: Wenn mein König zum Tempel seines Gottes Rimmon geht, um zu beten, muss ich ihn mit dem Arm stützen und mich zugleich mit ihm niederwerfen – der Herr möge es mir verzeihen!' Elischa verabschiedete ihn mit einem Segenswunsch."

Naaman glaubte, anfangs zwar etwas mürrisch, dann aber doch, wie es der Prophet vorschlug an den Gott Israels, tauchte in den Jordan und wurde geheilt. Dass er wirklich glaubte, davon zeugen seine Versprechungen, denn der Glaube ist das wesentliche Argument einer Heilung.

„Naamans Krankheit trifft den habgierigen Diener

Als Naaman schon ein Stück weit entfernt war, sagte sich Gehasi, der Diener Elischas: ‚Mein Herr lässt diesen reichen Syrer mit der ganzen Last seiner Geschenke wieder abziehen. Er hätte ihm ruhig etwas davon abnehmen können. So gewiss der Herr lebt: Ich laufe hinterher und hole das nach!‘

Gehasi lief, so schnell er konnte. Als Naaman ihn herankommen sah, stieg er von seinem Wagen, ging ihm entgegen und fragte: ‚Es ist doch nichts passiert?‘

‚Nein‘, sagte Gehasi, ‚aber mein Herr lässt dir sagen: Eben sind zwei junge Prophetenschüler aus dem Gebiet Efraïm zu mir gekommen. Gib mir doch einen Zentner Silber und zwei Festgewänder für sie!‘

‚Nimm doch zwei Zentner‘, sagte Naaman und drängte es ihm sogar auf. Er ließ das Silber in zwei Säcke verpacken, legte die beiden Festgewänder darauf und schickte zwei seiner Leute mit, die das Geschenk vor Gehasi hertragen sollten.

Beim Hügel vor der Stadt schickte Gehasi die beiden Männer zurück und brachte die Geschenke heimlich in Elischas Haus.

Als er zu seinem Herrn kam, fragte ihn der: ‚Woher kommst du, Gehasi?‘

‚Ich war doch nicht weg“, antwortete der Diener.

Aber Elischa entgegnete ihm: ‚Ich war im Geist dabei, als der Mann von seinem Wagen stieg und dir entgegenging! Dies ist nicht der Augenblick, Geld und Festkleider anzunehmen oder sich Olivenhaine und Weingärten, Schafe und Rinder,

Sklaven und Sklavinnen zuzulegen. Der Aussatz Naamans wird dich und alle deine Nachkommen befallen, und ihr werdet ihn nie wieder loswerden!'

Als Gehasi von Elischa wegging, war seine Haut vom Aussatz bedeckt und weiß wie Schnee.

Die Glaubhaftigkeit der so geschilderten Übertragung der Krankheit ist doch anzuzweifeln. Gehasi aber hatte dennoch ein schlechtes Gewissen. In einem solchen Zustand mit einem belasteten Gewissen ist sicherlich in Zukunft keine Heilung irgendeiner Krankheit möglich. Dies sah Elischa voraus.

Im Neuen Testament

„Auf einem ebenen Platz hatte sich eine große Menge seiner Jünger versammelt und dazu noch viele Menschen aus ganz Judäa und anderen Gebieten. Sie wollten ihn hören und sich von ihren Krankheiten heilen lassen. Alle, die von bösen Geistern besessen waren, wurden von ihnen befreit. Jeder wollte Jesus berühren, denn es ging heilende Kraft von ihm aus und er machte alle gesund." (Lukas Kapitel 6, Vers 17-19:)

Von bösen Geistern besessen bedeutet in der damaligen Sprache eine psychische oder eine psychosomatische Krankheit, also eine Krankheit, bei der die Beziehung von Körper und Seele gestört ist.

Berühren heißt: in Kontakt kommen, mit seiner Lehre, mit seiner Heilkraft.

Und weil Jesus ihnen von den vielen Dingen, vom inneren Reich Gottes, von den geistigen Kräften erzählte, weil sie glaubten und sich in ihrem Denken und ihrer Gesinnung änderten, wurden sie geheilt.

Heilung von zwei Blinden

Bei Math. 20,29-34 lesen wir:

„Als Jesus mit seinen Jüngern Jericho verließ, folgte ihm eine große Menschenmenge. Zwei Blinde, die am Straßenrand saßen, hörten, dass Jesus vorbeikam und riefen laut: ,Herr, du Sohn Davids, hab Erbarmen mit uns!'

Die Leute wollten die beiden zum Schweigen bringen, aber sie schrien noch lauter: ,Herr, du Sohn Davids, hab Erbarmen mit uns!'

Jesus blieb stehen, rief die beiden und fragte: ,Was wollt ihr von mir?'

,Herr', sagten sie, ,wir möchten sehen können.'

Da hatte Jesus Erbarmen mit ihnen und berührte ihre Augen. Sofort konnten sie sehen und gingen mit ihm."

Die Augen berühren bedeutet: sehend machen für eine neue Sichtweise des Lebens, für die neue von Jesus gelehrte Lebensweise.

Jesus machte auch Tote lebendig

Lukas 7,11-17. *„Als Jesus mit seinen Jüngern in die Nähe des Stadttors von Naim kam, trafen sie auf einen Trauerzug. Der einzige Sohn einer Witwe sollte beerdigt werden und zahlreiche Bewohner der Stadt begleiteten die Mutter. Als der Herr die Witwe sah, tat sie ihm sehr leid und er sagte zu ihr: ,Weine nicht!'*

Dann trat er näher und berührte die Bahre. Die Träger blieben stehen. Jesus sagte zu dem Toten: ,Ich befehle dir:

Steh auf!' Da richtete er sich auf und fing an zu reden, und Jesus gab ihn seiner Mutter zurück.

Alle wurden von Furcht gepackt; sie priesen Gott und riefen: ,Ein großer Prophet ist unter uns aufgetreten! Gott selbst ist seinem Volk zu Hilfe gekommen!'

Ob dieser Jüngling wirklich tot oder nur scheintot war, sei dahingestellt. Tot sein und wieder auferstehen bedeutet: mit einem anderen Bewusstsein ein neues Leben beginnen.

Die Tochter von Jairus

Lukas 8,40-56: *„Ein Mann namens Jairus trat auf ihn zu. Er war der Synagogenvorsteher am Ort. Er fiel vor Jesus nieder und bat ihn, doch in sein Haus mitzukommen; seine zwölfjährige Tochter, sein einziges Kind, liege im Sterben. Unterwegs drängten sich die Menschen von allen Seiten an Jesus heran.*

Es war auch eine Frau dabei, die schon seit zwölf Jahren an schweren Blutungen litt. Niemand hatte ihr bisher helfen können [interessant ist bei Markus 5,26, er fügt an dieser Stelle hinzu: ... obwohl sie ihr ganzes Vermögen an Ärzte ausgegeben hatte.]. Sie trat von hinten an Jesus heran und berührte sein Gewand. Im selben Augenblick hörten die Blutungen auf. Jesus fragte: ,Wer hat mich berührt?'

Keiner wollte es gewesen sein, und Petrus sagte: ,Herr, die Leute umringen dich so und erdrücken dich fast.' Aber Jesus erwiderte: ,Jemand hat mich berührt. Ich spürte, wie heilende Kraft von mir ausging.'

Als die Frau sah, dass es sich nicht verheimlichen ließ, kam sie zitternd heran und warf sich vor ihm nieder. Vor allen

Leuten erklärte sie, warum sie Jesus angefasst hatte und dass sie im selben Augenblick geheilt worden war. Jesus sagte zu ihr: ,Dein Glaube hat dir geholfen. Geh in Frieden!'

Der Glaube an das, was der Herr, Jesus, gesagt hat, hat geheilt.

Während Jesus noch sprach, kam ein Bote aus dem Haus des Synagogenvorstehers und sagte zu Jairus: ,Deine Tochter ist gestorben. Bemühe den Lehrer nicht weiter!'

Jesus hörte es und sagte zu Jairus: ,Erschrick nicht, hab nur Vertrauen, dann wird sie gerettet!' Als sie zum Haus kamen, ließ er nur Petrus, Johannes, Jakobus und die Eltern mit hineingehen.

Drinnen weinten alle und trauerten um das Mädchen. Jesus sagte: ,Weint nicht! Es ist nicht tot – es schläft nur.' Da lachten sie ihn aus, denn sie wussten, es war tot.

Aber Jesus nahm es bei der Hand und rief: ,Mädchen, steh auf!' Da kehrte wieder Leben in das Mädchen zurück und es stand sofort auf. Jesus ließ ihm etwas zu essen geben. Die Eltern waren ganz erschrocken."

Hier erkannte Jesus die Situation sehr schnell. Das Mädchen war wohl hungrig und schlief sehr tief. Die Menschen herum waren verwirrt. Jesus beruhigte die Menschen, weckte das Mädchen, gab ihm zu essen. Das Mädchen kam wieder zu Kräften. Die Eltern waren erschrocken, weil sie sich vermutlich etwas sehr Schlimmes eingeredet hatten.

Jesus heilt ein epileptisches Kind

Math. 17,14-21: *„Ein Mann kam zu Jesus, fiel vor ihm auf die Knie und sagte: ,Herr, hab Erbarmen mit mei-*

nem Sohn! Er leidet an Epilepsie und hat so furchtbare Anfälle, dass er oft ins Wasser oder auch ins Feuer fällt. Ich habe ihn zu deinen Jüngern gebracht, aber sie konnten ihn nicht davon heilen.'

Da sagte Jesus: ‚Was seid ihr doch für verkehrte Leute; ihr habt kein Vertrauen zu Gott! Wie lange soll ich noch bei euch aushalten und euch ertragen? Bringt den Jungen her!'

Jesus bedrohte den bösen Geist und er verließ den Kranken. Der Junge war von da an gesund.

Später kamen die Jünger allein zu Jesus und fragten ihn: ‚Warum konnten wir den bösen Geist nicht austreiben?'

‚Weil euer Vertrauen nicht groß genug war', sagte Jesus. ‚Ich versichere euch: Wenn euer Vertrauen auch nur so groß ist wie ein Senfkorn, dann könnt ihr zu diesem Berg sagen: geh von hier nach dort, und er wird es tun. Dann ist euch nichts mehr unmöglich."

Dieser Bericht ist ein klarer Hinweis, dass psychosomatische Krankheiten geistig heilbar sind. Wie genau, ist hier nicht übermittelt. Aber die eindeutige Zurechtweisung seiner Jünger sagt ganz klar, dass Glaube und Vertrauen das wichtigste Heilmittel ist.

Auf den Punkt gebracht:

Bei all diesen Berichten, wie die Heilungen in früheren Zeiten vor sich gingen, geht es hauptsächlich um den Glauben. Er ist eines der Grundelemente und die Voraussetzung für jegliche Heilung, nicht nur für Geistige Heilung. Eine tief greifende Veränderung der Sichtweise, ein anderer Glaube, eine Bewusstseinsänderung ist die Bedingung. Es ist aber immer die Frage, an was haben die Geheilten geglaubt, an Jesus als Person, weil er es so gesagt hat, oder an die Heilung als Tatsache, die sich vertrauensvoll ereignet hat.

Erfahrungswissen und Überlieferungen

Stellen wir uns mal folgende Situation beim Arzt vor: Nach vielen langen Untersuchungen und Diagnosen sagt Ihr Arzt: „Ja, liebe Frau, ich muss Ihnen leider sagen, Sie sind an einer besonderen Art von XY erkrankt. Es gibt dazu kaum Heilungschancen. Damit müssen Sie leben, die Medizin kann Ihnen nicht helfen."

Sie sind erst mal völlig überrascht, dann bekommen Sie in Ihrer Angst, die Sie sowieso schon haben, noch Depressionen dazu, sehen keinen Sinn mehr in Ihrem Leben und sind völlig am Boden zerstört. Dieser nun für Sie neue Zustand der höchsten Angst und Sorge blockiert seinerseits Ihre vielleicht noch vorhandenen inneren Heilungskräfte und somit sind Sie völlig Ihrem Schicksal ausgeliefert. Sie stellen sich Ihren kommenden Leidensweg nun bildhaft vor, wie Sie dies und jenes nicht mehr tun können, was Sie immer so gerne getan haben, dass Sie Hilfe und Pflege brauchen, Sie nicht wissen, wie es weitergehen soll und auch, was das alles kosten wird, wo Sie doch sowieso schon nur das Nötigste haben.

Und jetzt kommt aber das schlimme Ende: Es tritt alles so ein, wie Sie sich das in Ihrer Angst und Sorge vorgestellt haben. Genau so wird alles eintreten. Und nun haben Sie den Salat. Und warum? Weil Sie auch noch daran glauben. Weil Sie an das Schlimme, an die Krankheit, an das ganze Übel glauben. Und nur deshalb, weil ein nicht sehr gefühlvoller Facharzt in Weiß Ihnen sagte: „Ich kann nichts mehr für Sie tun; damit müssen Sie leben." Was besser heißen sollte: Damit werden Sie Ihr Leben beenden.

Aber und Gott sei Dank gab und gibt es immer wieder Menschen, die ganz anderes sagen. So sagte Bruno Gröning: „Es gibt kein unheilbar."

Und ein Dr. Bernie Siegel sagte: „Es gibt keine unheilbaren Krankheiten, es gibt nur unheilbare Menschen."

Eine andere Geschichte, die ich von einem Seminarteilnehmer hörte: In Amerika ist es oft üblich, sich durchchecken zu lassen. Man geht in eine Klinik für einige Tage, alle messbaren Werte werden ermittelt, man wird geröntgt und nach allen möglichen Verfahren untersucht. Dann am Ende kommt ein Arzt, schaut sich die vorliegenden Ergebnisse an und übermittelt dem Klienten das Resultat. In diesem Falle sagt er dem Mann: „Leider muss ich Ihnen mitteilen, Sie haben keine große Lebenschance mehr, wir geben Ihnen noch höchstens zwei Wochen. Machen Sie sich noch eine schöne Zeit. Mehr können wir für Sie leider nicht tun." Der Mann ging nach Hause, regelte seine Sachen, machte sich noch eine schöne Zeit und verstarb nach 14 Tagen. Einen Tag nach seiner Beerdigung kam von der Klinik ein Brief: „Leider haben wir wegen einer Namensgleichheit Ihre Untersuchungsergebnisse verwechselt. Wir beglückwünschen Sie zu Ihrer besten Gesundheit."

Eine Geschichte, die betroffen macht, auch wenn deren Wahrheit nur per Überlieferung verbürgt ist.

Medizinisch bestätigt

Der Arzt Dr. Andrew Weil an einer Universität in Arizona untersuchte Spontanheilungen und zitiert den folgenden Fall von zwei Frauen, die beide an der Autoimmunkrankheit Lupus litten und nach medizinischem Ermessen kurz vor ihrem Tode standen. Beide erholten sich und wurden vollständig geheilt. Die eine Frau, nachdem sie eine tiefgehende religiöse Erfahrung gemacht hatte, die andere, weil sie sich verliebt hatte.

Zitat von Dr. Weil: „In vielen Fällen scheint es, dass die Heilreaktion unmittelbar auf einen Wandel im Bewusstsein folgt." Er ist der Ansicht, dass das Bewusstsein in ständigem Austausch mit dem Körper stehe und spontane, unerklärliche Heilungen über das Bewusstsein vermittelt würden. Zahlreiche Fälle zeigen den enormen Einfluss, den das Bewusstsein auf den Körper hat.

Wallfahrten und Heilungsberichte

Der Ortspfarrer in einem Städtchen auf Sizilien brachte aus Medjugorje, dem bekannten Wallfahrtsort in Bosnien, Kieselsteine mit in seine Pfarrei. Diese legte er den Kranken auf und bat die Gottesmutter um Beistand. Aus ganz Italien sollen Kranke dorthin gepilgert sein, nachdem von zahlreichen Heilerfolgen berichtet wurde.

Besonders in christlichen Gegenden gibt es die Wallfahrtskirchen, die großen und bekannten wie Altöt-

ting, Lourdes und die kleinen und unbekannteren wie
Maria Birnbaum in meiner Nähe bei Augsburg. Auch
an diesen Wallfahrtsorten geschehen die gleichen wunderbaren Heilungen, wie die dort aufgehängten Tafeln
und Danksagungen berichten. Meistens in einer Ecke
solcher Kirchen liegen auch Bücher aus, in denen man
von den eigenen Heilungen berichten kann. Hier finden sich oft die wunderbarsten Heilungsgeschichten,
schauen Sie doch mal selbst dort nach.

Zu den Wallfahrtsorten will ich besonders noch
Lourdes erwähnen. Es gibt dort eine Stelle, wo Heilungsberichte dokumentiert werden, das sogenannte
Konstatierungsbüro. Dort werden die Heilungen der
Wallfahrer und Heilungssuchenden aufgezeichnet. Bei
einem Auswahlverfahren, um in diese Dokumentation
aufgenommen zu werden, müssen folgende Punkte
erfüllt sein:

1. Es muss sich um eine Spontanheilung handeln.
2. Die Heilung muss mindestens fünf Jahre angehalten haben.
3. Es müssen alle ärztlichen Unterlagen von vor
   und nach der Heilung vorhanden sein.
4. Der Papst muss darüber entscheiden.

Wallfahrtsorte im Islam

Ich sprach einmal mit zwei Frauen aus Persien, dem
heutigen Iran, über Heilungsorte. Sie sagten mir, dass
es auch im Islam, außer der großen Wallfahrt nach
Mekka, die ein Moslem machen sollte, auch kleinere,
mit unseren Wallfahrten vergleichbare Rituale gebe.

Hier gehen ebenso Gruppen von Menschen zu Orten, an denen sie um Heilung bitten.

Autoren beschreiben ihre eigene Heilung

Viele Bücher sind auf dem Markt, in denen ganz genau beschrieben wird, wie der Autor seine unheilbare Krankheit, wie er seinen Krebs usw. heilte.

Die Ärzte haben zwar einen Namen für solche unheilbaren Fälle, sie sprechen dann von Remission oder gar von Spontanremission bei den erfolgten Heilungen, haben aber keine Erklärung dafür.

Diese Bücher klingen fantastisch, wenn dann am Ende kein Tumor oder Ähnliches mehr festzustellen ist. Die Autoren beschreiben in ihren Büchern ihren Wandlungsweg, ihre andere Einstellung zu den unterschiedlichsten Dingen des Lebens. Dass diese Bücher so manchen, der in ähnlicher Lage ist, anspornen können, genauso zu denken und zu handeln, ist verständlich. Hat er doch hier scheinbar eine Möglichkeit gefunden, sein Leben genauso zu verändern. Einige der Leser beschweren sich dann dennoch und sagen: „Ich habe alles genauso gemacht, wie es in diesem Buch steht, und es hat nichts genützt." Viele Autoren weisen zwar darauf hin, dass sie mit ihrem Buch nur eine von vielen Möglichkeiten aufzeigen wollten und dass es keine ausweglose Situation gebe. Dies aber wird meistens überlesen.

Weiterhin sei es wichtig, wie die Autoren schreiben, auf die innere Stimme zu hören und nicht auf noch so kompetente Meinungen anderer Menschen.

Viele schreiben, dass sie ihr ganzes Leben, ihr Denken und ihr ganzes Bewusstsein verändert haben. In Zeitschriften wird manchmal berichtet, dass die Krankheit von öffentlich bekannten Menschen nur kurzzeitig geheilt, oft auch ganz verschwunden gewesen und nun wieder zurückgekehrt sei. Liest man jedoch genauer, sozusagen zwischen den Zeilen, so ist festzustellen, dass dieser Mensch nichts, aber auch gar nichts verändert und einfach wie gewohnt weitergemacht hat. Und nun ist es geschehen und das Geschrei groß. Schon Albert Einstein sagte, dass Probleme niemals mit derselben Denkweise gelöst werden können, durch die sie entstanden sind. Und dies gilt nicht nur für die Wissenschaft.

Auf den Punkt gebracht:

Dieses neue Bewusstsein scheint mir eine ganz wesentliche Erkenntnis zu sein. Solche Bücher sagen für mich etwas Gemeinsames aus: Um in meiner scheinbar ausweglosen Situation eine Lösung zu finden, muss ich nach meiner eigenen Lösung suchen und meinen individuellen Weg gehen.

Die Wirkung von Placebos

Von Placebos spricht man, wenn Patienten auf Scheinmedikamente reagieren. Dass solche Medikamente, die ohne jegliche Wirkstoffe sind, dennoch eine Wirkung zeigen, ist in vielen medizinischen Studien bewiesen worden.

Bevor neue Medikamente zugelassen werden, werden diese in placebokontrollierten Doppel-Blind-Versuchen getestet. Am Ende werden die Ergebnisse der beiden Gruppen verglichen. Je größer der Wirkungsunterschied zugunsten des Medikaments ausfällt, desto besser schneidet es ab. Erstaunlicherweise liegen nun die Unterschiede oft gar nicht weit auseinander, die Placebowirkung kann sogar bis zu 100 Prozent erreichen, also genauso effektiv sein wie das Medikament.

Bisher wurde dieses Phänomen, das einen deutlichen Hinweis auf die heilende Kraft der Hoffnung geben könnte, häufig falsch gedeutet oder schlichtweg als Störfaktor abgetan, der die medizinischen Forschungsergebnisse verfälscht.

Über die medizinische Wirkung von Placebos werden ganze Tagungen und Kongresse abgehalten. Die vorherrschende Frage ist, ob das überhaupt einen Sinn macht. Mediziner sehen bei bestimmten Krankheiten natürlich einen Sinn darin, wenn bei Patienten z. B. weniger Schmerzen auftreten. „Da passiert tatsächlich etwas im Kopf", sagte der Placebo-Forscher Prof. Dr. Paul Enck. Es sei die Erfahrung und die Erwartung im Unterbewusstsein, die die neurobiologischen Prozesse auslösten. Placebo funktioniere am besten bei subjektiven Symptomen. Alles, was mit persönlichen Empfindungen in Zusammenhang stehe, könne durch diese Pillen beeinflusst werden. Für alle anderen Krankheiten wie z. B. Bluthochdruck brauche es schon richtige Medikamente. So steht es in einem Zeitungsbericht der Augsburger Allgemeinen (vom 22. Januar 2013).

(Auto-)Suggestion und Spontanheilung

Ein Arzt hatte bei einem Mann einen Tumor diagnostiziert. Ein schwierig zu behandelnder Fall. Der Arzt erfuhr von einem besonders gut wirksamen Medikament und sagte dem Mann, dass er das Medikament ausprobieren wolle und er sich davon gute Heilungschancen erhoffe. Der Mann war begeistert und war einverstanden mit der Behandlung. Die Behandlung war erfolgreich, der Tumor verschwand und der Mann war lange Zeit gesund.

Eines Tages las dieser Mann in einer Zeitschrift, dass genau dieses Medikament, mit dem er behandelt wurde, völlig wirkungslos sei. Und jetzt? Der Mann bekam nach kurzer Zeit wieder den gleichen Tumor. Sein Arzt beruhigte ihn und sagte, dass es inzwischen das Heilmittel in einer verbesserten Charge gebe und er es nochmals anwenden wolle. Der Mann willigte wiederum ein und erhoffte die Heilung. Es gab aber kein verbessertes Mittel, der Arzt spritzte das bisherige. Und nach kurzer Zeit war der Tumor wieder verschwunden.

Das ist doch auch eine Art Geistheilung, auch wenn der Mann nichts weiter dazu beitrug, es war sozusagen in ihm. Sein Unterbewusstsein, in dem der Glaube verankert ist, war je nach den äußeren Umständen einmal überzeugt und beeindruckt und dann wieder war es genau das Gegenteil. Es war einfach der aktuelle Glaube. Das Unterbewusstsein hatte bei diesem Mann sicherlich einen guten Kontakt zu seinen Selbstheilungskräften und der nötige Energiekreis für eine Heilung war geschlossen. Es heilte. Das Gleiche aber gilt auch für den Zustand des Glaubens an die Nichtwirkung des Medikamentes. Das Bild eines Tumors war wieder im Bewusstsein und es verwirklichte sich.

Placebo oder Glaube? Hier wird beschrieben, wie der Glaube wirkt, ob der Inhalt logisch ist oder unlogisch.

Wie schon Jesus sagte: „Dein Glaube hat dir geholfen."

Der Geistheiler Bruno Gröning

Es gibt viele Ansichten und Meinungen, je nachdem, was der Schreiber selbst dazu meint und was er mit seinem Bericht erreichen will. So gibt es zu Bruno Gröning vielfache Informationen: Aus der Presse, die oft unsachgemäß berichtet, aus anderen Glaubensrichtungen, die Bruno Gröning als Irrlehrer und seine Anhänger als Sekte darstellen und von der medizinischen Seite, die Bruno Gröning als Scharlatan und Kurpfuscher hinstellt.

Ich habe einige der Bruno-Gröning-Gemeinschaften selbst erlebt und war auch für einige Zeit Leiter einer solchen Gemeinschaft. An dieser Stelle will ich die Dinge so beschreiben, wie ich sie erfahren habe. Dass es auch hier Menschen gibt, die übertreiben und aus Unwissenheit Dinge erzählen, die absurd sind, sei dahingestellt. So mögen Menschen, die ihre Heilung erfahren haben und darüber berichten, so fasziniert sein, dass sie die Heilkraft Gottes und das Wirken Bruno Grönings völlig unrealistisch darstellen.

Die Lehre, die Bruno Gröning zu seiner Zeit vertrat und wie sie auch heute vermittelt wird, ist aus meiner Sicht einfach spitze, weil sie ganz einfach ist; man muss es nur tun, wie es Bruno Gröning sagte.

Meine Erfahrungen mit Bruno Gröning

Im Jahre 1994 erfuhr ich von einem Bruno-Gröning-Freundeskreis und dass dieser sich mit Geistheilung befasse. Ein solches Thema interessierte mich schon lange. Ich ging also zu einem dieser Informationsabende in Augsburg und besuchte später auch weitere dieser Gemeinschaftstreffen. Hier erfuhr ich sehr viel über Geistige Heilung. Hier begegnen sich Menschen, die zu diesem Thema stehen und selbst Heilung erfahren haben. Mein Gedanke war: Hier werde ich öfter dabei sein.

Wer ist nun Bruno Gröning? Bruno Gröning war ein ungewöhnlicher Mensch, lebte von 1906 bis 1959 und war der bekannteste Geistheiler zu dieser Zeit. Sein Ziel war es, einen kranken Menschen von seinen körperlichen und seelischen Belastungen zu befreien und zu einem lebensfrohen Menschen zu machen. Dies gelang ihm auf wunderbare Weise, wie die vielen Berichte belegen.

Nachfolgend eine kleine Auflistung seiner Lehre.

Weitere Texte finden Sie im Internet unter den vielen angebotenen Seiten, die unter dem Begriff „Bruno Gröning" von allen Suchmaschinen gefunden werden.

Nach dem Kriege wurde er 1949 durch einen Heilerfolg bei einem kleinen Jungen, der an Knochenschwund litt und bettlägerig war, überall bekannt. Seine Heilerfolge sprachen sich herum und wurden durch die Presse verbreitet.

Von da an geschahen bei seinen Vorträgen unzählige Heilungen, sogar von solchen Erkrankungen, die als unheilbar eingestuft wurden.

Da Bruno Gröning weder eine Ausbildung als Arzt noch als Heilpraktiker besaß, wurde ihm jede heilerische Tätigkeit untersagt. Bruno Gröning grenzte jedoch sein Wirken ganz eindeutig von jeder üblichen Heilkunde ab und wehrte sich, sein Tun als eine Behandlung von Krankheiten zu interpretieren.

Er legte keine Hände auf, verordnete keine Medikamente und weigerte sich, für Heilungen Geld anzunehmen.

„Vertraue und glaube, es hilft und heilt die göttliche Kraft", diese Worte richtete Bruno Gröning immer wieder mit großem Nachdruck an seine Zuhörer und erklärte, dass jeder Mensch dazu in der Lage sei, sich auf den Heilstrom einzustellen.

Die Lehre Bruno Grönings geht vom Einfluss geistiger Kräfte auf den Menschen aus. Der Einfluss dieser Kräfte ist größer, als von den meisten Menschen angenommen wird.

Bruno Gröning vergleicht den Menschen oft mit einer Batterie. Im täglichen Leben gibt jeder Kraft ab. Jedoch wird die benötigte neue Lebensenergie, der Heilstrom, oft nicht mehr ausreichend aufgenommen.

Nach der Überzeugung Bruno Grönings lebt der Mensch in einem Spannungsfeld zweier Kräfte, der negativen abbauenden und der positiven aufbauenden Kraft, zwischen denen es sich zu entscheiden gilt. Welchen Energien er sich öffnet, hängt von seiner gedanklich-geistigen Ausrichtung ab. Negative Gedanken eines Menschen verbinden ihn mit dem negativen abbauenden Potenzial, das ihn seiner Kräfte beraubt und dadurch krank werden lässt. Positive Gedanken verbinden den Menschen mit der guten aufbauenden Kraftquelle, aus der ihm stärkende und heilende Energien zufließen.

Bruno Gröning fordert den Menschen auf, die Verantwortung für den Prozess der Gesundung selbst zu übernehmen und sich für den Empfang der heilenden Kräfte zu öffnen.

Dies erfordert vom kranken Menschen eine Neubesinnung und Neuorientierung. Ist er doch geneigt, sich seinem Krankheitsgeschehen eher angstvoll-besorgt hinzugeben und sich so nur noch fester an das Übel, das er gerade loswerden möchte, zu klammern. Bruno Gröning sagt: *„Wer sich mit der Krankheit beschäftigt, hält sie fest und versperrt der göttlichen Kraft den Weg."* Der wichtigste Schritt für einen Heilungssuchenden besteht also darin, geistig eine ganz bewusste Trennung von der Krankheit zu vollziehen. Hat sich der Mensch in dieser Weise innerlich richtig eingestellt, darf er das Einfließen der heilenden Kräfte zuversichtlich erwarten. Bruno Gröning sagt: *„Sie müssen sich von Ihrer Krankheit geistig erst einmal trennen."*

In seinen Vorträgen erläuterte Bruno Gröning, wie der Einzelne wieder zu neuen Energien kommen könne. Der Glaube an das Gute sei hierfür ebenso Voraussetzung wie der Wille zur Gesundheit. Der Mensch sei überall von Heilwellen umgeben, die er nur aufzunehmen brauche. Laut Bruno Gröning gibt es keine unheilbare Krankheit, was die ärztlich geprüften Erfolgsberichte bestätigen. Die Heilungen geschehen hier allein auf geistigem Wege und sind daher nicht an Bruno Grönings materiellen Körper gebunden.

Um diesen Heilstrom aufzunehmen, sitzt der Hilfesuchende mit geöffneten Händen. Arme und Beine sind nicht verschränkt, um das Fließen des Heilstroms nicht zu unterbinden. Gedanken an Krankheit und Sorge wirken hinderlich, Gedanken an etwas Schönes hingegen sind hilfreich.

Wenn der Heilstrom durch den Körper fließt, stößt er auf die Organe, die durch Krankheit belastet sind und beginnt dort seine reinigende Wirkung. Dabei kann es zu Schmerzen kommen, die ein Anzeichen für die Reinigung des Körpers sind. Bruno Gröning nannte diese zeitlich begrenzten Zustände Regelungen. Da die Krankheit ihrem Wesen nach nicht von Gott gewollt ist, wird sie nach und nach beseitigt. Dies kann in einzelnen Fällen auch spontan geschehen. Hierzu ist es notwendig, dass sich der Mensch nicht mehr gedanklich mit der Krankheit beschäftigt, sondern daran glaubt, dass es für Gott kein unheilbar gibt.

Um auch weiterhin gesund zu bleiben, soll sich der Hilfesuchende stetig auf den Empfang des Heilstroms einstellen. Der gesunde Körper bildet die Grundlage für ein Leben in Einklang mit sich selbst, den Mitmenschen und der Natur.

Bruno Gröning sagte oft: *„Es gibt kein unheilbar, Gott ist der größte Arzt"*, und ebenso oft: *„Die Heilung nicht verlangen, sondern Sie müssen sie erlangen."*

Meine eigenen Erlebnisse im B. G.-Freundeskreis

An dieser Stelle möchte ich weitere Begriffe vorstellen, die zur Erklärung der Heilungen dienen, wie sie in Bruno Gröning Gemeinschaften vorgetragen werden. Diese sind mir hier wichtig, um den Vorgang einer Geistigen Heilung besser zu verstehen.

Heilungen geschehen durch das Wirken Bruno Grönings als geistiges Wesen, denn er lebt ja nicht mehr.

Auch zu seinen Lebzeiten heilte er durch die Wirkung des Heilstromes und nicht durch seine Person.

Dieser Heilstrom ist als unmittelbarer Zufluss von Heilenergie aus dem Kosmos zu verstehen.

Die Aufnahme dieses Heilstromes geschieht während des sogenannten Einstellens. Der Mensch, der geheilt werden will, stellt sich, wie bei einem Radiogerät, auf den zu empfangenden Sender, in diesem Falle auf den Heilstrom, mental ein.

Während des Einstellens nimmt der zu Heilende eine entspannte Haltung, sitzend oder auch liegend, ein und hört ruhige Musik, am besten klassische Musik. Die Handflächen sind nach oben geöffnet in einer empfangenden Haltung. Diese Haltung mit geöffneten Handflächen ist sehr wichtig. Wenn Sie, wie in vielen Religionen üblich, die Hände falten, ist das ein energetischer Kurzschluss und Sie sind dann folglich von einem Heilstrom ausgeschlossen.

Spürt dieser Mensch ein Kribbeln in den Handflächen oder etwas Ähnliches, so kann das auf die Wirkung des Heilstromes zurückzuführen sein.

Oft sind die Belastungen anschließend weniger oder auch ganz verschwunden. In der Gemeinschaft wird auch nicht von Krankheit gesprochen, sondern von Belastung, da das Wort „krank" selbst krank macht.

Bei einer Heilung kann es zu sogenannten Regelungen kommen, das sind verstärkte Schmerzen, die z. B. auch in der Homöopathie als sogenannte Erstverschlimmerung bekannt sind. Das sind Zeichen dafür, dass „es heilt".

Den Heilstrom kann jeder empfangen, unabhängig von seiner Religion und seinem Glauben.

Für eine Heilung ist ein persönliches Verhalten sehr wichtig, das einen festen Glauben an die eigene Heilung voraussetzt und nicht ein Verlangen nach Heilung.

Jede Angst und Sorge um die Krankheit sind zu vermeiden. Alle selbstsüchtigen und störenden Gedanken und Worte sind auch im Alltag zu umgehen.

Das Reden über die eigene und auch fremde Krankheiten sollte unterbleiben, da dies die Krankheiten verstärkt.

In den Gemeinschaften werden auch Fotos von Bruno Gröning verteilt, die von den Heilungssuchenden während des Einstellens zur Verbesserung der Konzentration und zum Auflegen auf schmerzende Stellen Verwendung finden.

Auf die richtige Einstellung kommt es an

Geistige Heilung beginnt mit neuem Denken. Mit Umdenken auf unsere wahren Aufgaben. Es betonen nicht nur Bruno Gröning, sondern auch viele andere Geistheiler, dass eine körperliche Belastung oder eine Krankheit doch nur das Zeichen dafür ist, dass sich unsere Seele über unser geistiges Fehlverhalten beschweren will.

Sagen Sie nie mehr: Ich bin krank. Wenn Sie sagen: „Ich bin krank", was geschieht hier im Geistigen? *„Ich bin"* ist der Name Gottes, der Name einer universellen Energie. Und Sie verbinden nun Gott mit krank und dadurch machen Sie die göttliche Kraft zu einer tatsächlich krankmachenden Kraft. Und was wir sonst noch alles an den Namen Gottes „Ich bin" anhängen, wie z. B. „Ich bin dumm" ... (oder gar, zwar nur im Scherz „Ich bin blöd").

Wenn Sie sagen: „Ich habe die und die Krankheit", was geschieht hier? „Ich habe" ist doch ein Ausdruck, mit dem ich meinen Besitzanspruch ausdrücken will. Ich habe ein Haus, ich besitze ein Haus; dieses Haus gehört mir. Ich habe Asthma, ich besitze Asthma; diese Krankheit gehört mir und keiner soll sich erlauben, mir diese wegzunehmen. Mit einer solchen Einstellung und mit einer derartigen sprachlichen Ausdrucksweise wollen die meisten gesund werden?

Bruno Gröning sagte, dass Sie Ihre Krankheit freiwillig ihm übergeben sollen. Sozusagen als Geschenk. Und da weder Gott oder ein geistiges Wesen noch Bruno Gröning stehlen, können Sie nicht erwarten, dass Sie von Ihrer Krankheit befreit werden, wenn Sie mit dem Ausdruck „Meine Krankheit" immer noch Ihre Besitzansprüche geltend machen. Und wenn man so herumhört oder sich vielleicht selbst zuhört, kann man Sätze hören, wie z. B.: „Ja, mit meinem jahrelangen Leiden habe ich Erfahrung und Sie brauchen mir nichts zu sagen, ich kenne das" usw. Aus solchen Worten hört man doch klar heraus, dass diese Leute ihre Krankheit brauchen, denn sonst hätten sie nichts mehr, womit sie sich beschäftigen können, worüber sie reden und womit sie angeben können. Aber damit verstärken diese Menschen doch nur ihr Leiden.

Und man sollte überhaupt nicht über Krankheiten reden. Bruno Gröning: *„Ich nehme das Wort Krankheit gar nicht in den Mund und sage Übel, ich sage Belastung, ich sage, das ist das Böse, das sich in den Körper geschlichen hat. Ich habe mit diesem Bösen nichts gemeinsam. Ich beachte es nicht. Ich befasse mich nur mit dem Guten, mit der Gesundheit, ich gebe dem Übel keine Beachtung. Ich* *gebe meine ganze Beachtung nur noch dem Vorgang der Heilung.*"

Dokumentierte Heilungserfolge

Bei einer der Veranstaltungen in der Augsburger Gemeinschaft wurde die Frage gestellt, ob sich jemand für die Dokumentation der Heilungserfolge zur Verfügung stellen würde. Ich meldete mich, da mir eine solche Aufgabe Freude machte. Ich erhielt dadurch Kenntnis von den echten Ergebnissen der Heilungen, denn meine Frage war schon seit langer Zeit: Was heilt denn den Menschen, wenn von Geistheilung die Rede ist?

Diese Dokumentation, der sogenannte Erfolgsbericht und die demzufolge vorausgegangene Heilung hat meistens einen ähnlichen Ablauf, den ich hier beschreibe: Eine kranke Person ist nach deren eigener Ansicht durch die Aufnahme des Heilstroms geheilt worden. Diese Heilung hat oft auch der behandelnde Arzt zugeben müssen, obwohl er selbst meist überrascht war.

Der/die Geheilte berichtete in der Gemeinschaft von der Heilung, was sie belastete und was sie tat, um Heilung zu erhalten. Der/die Geheilte wurde gebeten, einen Erfolgsbericht mit verschiedenen Fragen auszufüllen. Dieser Bericht wurde von Leuten, von denen ich nun einer war, in eine offizielle vorgegebene Form gebracht. Bei Gesprächen mit dem Geheilten wurden verschiedene und noch offene Fragen geklärt und diese in den Bericht aufgenommen. Der/die Geheilte musste den fertigen Bericht auch eigenhändig zur Bezeugung der Richtigkeit der Angaben unterschreiben.

Dieser Erfolgsbericht wurde an eine Ärztegruppe geschickt, welche die Heilung nach ärztlichen Gesichtspunkten begutachtete. Wenn diese Heilung nach den Ansichten dieser Ärztegruppe mit üblichen Behandlungsmethoden nicht heilbar erschien, wurde diese Heilung als Geistige Heilung angenommen und als solche eingestuft. Wenn es sich um eine Erkrankung handelte, die meist von selbst heilte, wurde der Bericht nicht als Geistige Heilung anerkannt.

Für jedes Jahr wurden dann alle anerkannten Heilungserfolge in einem Heft von bis zu 100 Seiten in den Gemeinschaften verteilt. Diese vielen Heilungserfolge sind also der nachweisbare und handfeste Beweis, dass Geistige Heilung kein Humbug ist.

Ein typisches Muster eines Heilungsberichtes will ich Ihnen hier zeigen. Aus Datenschutzgründen ohne Namen und auch verkürzt. Diesen Bericht habe ich aus mehreren Gründen ausgewählt. Zum einen zeigt er den vorgeschriebenen Standard, darüber hinaus interessante Details bis zur Heilung und eine nachträgliche Bemerkung und Hinweis von mir als damaliger Berichtersteller.

Muster eines Erfolgsberichtes:

<Originaltext, Namen geändert>

I. Belastungen
Seit meiner Jugend litt ich an brennenden Hautreizen, die zuletzt bisweilen 3/4 der Hautoberfläche erfassten. Ich hatte große Probleme mit der Kleidung. Ich konnte nur bestimmte Stoffe und Kleiderschnitte tragen, die an der Haut nicht rie-

ben. Bei meiner Ernährung muss ich sehr vorsichtig sein und muss bestimmte Nahrungsmittel meiden. Alle diese Belastungen wurden von Jahr zu Jahr immer schlimmer. Meine Haut brannte oft so stark, als ob ich mich mit heißem Fett verbrannt hätte. Seit etwa 20 Jahren kamen dann durch Knorpelbildung in den Kniegelenken weitere Schmerzen dazu.

Alle Ärzte, die ich im Laufe dieser Zeit besucht habe und auch Prof. X haben festgestellt, dass es sich um Schuppenflechte handelt. Die Diagnose war einheitlich: schwer zu heilen oder zu verbessern … und weitere schlimme Prophezeiungen.

II. Wie kam ich zur Lehre

Alle diese Ärzte konnten meine Krankheit nicht in den Griff bekommen, so ging ich mal zu einer Hellseherin. Ihre Aussage war: „Werfen Sie Ihre Krankheit weg, Sie können sich nur allein helfen." Ich konnte damit nichts anfangen und ging zu zwei Geistheilern, die aber das Gleiche sagten.

Ich stand also vor dem Spiegel und streifte meinen Körper ab und warf meine Schuppenflechte weg. Aber leider ohne Erfolg. Auch ein weiterer, mir bedeutender Mann sagte: „Du hältst krampfhaft an deiner Krankheit fest, du musst loslassen!" Alle diese Worte, schön und recht, bloß wie, das sagte mir niemand.

Als ich wieder einmal viel Gutes über Bruno Gröning gehört hatte und meine Beschwerden immer schlimmer wurden, ging ich zu einem Gruppentreffen nach Ulm. Dort erfuhr ich, wie leicht man eine Krankheit wegwerfen kann. Ich hörte, dass Bruno Gröning einmal sagte: „Gott stiehlt nie." Da wurde mir klar, dass mir niemand helfen konnte, solange ich immer von meiner Schuppenflechte redete. Diese Worte habe ich daraufhin aus meinem Wortschatz gestrichen.

III. Heilung

Bei der 1. Einstellung in Ulm durfte ich den Heilstrom so stark erfahren, dass ich glaubte, in einem Riesen-Ameisenhaufen zu sitzen und ich konnte den Schluss der Musikkassette kaum mehr erwarten. Gedanklich legte ich die Schuppenflechte auf den Stuhl. Von diesem Tag an stellte ich mich regelmäßig morgens 9 Uhr und abends 21 Uhr auf den Heilstrom ein. 3 Tage lang spürte ich die gleichen Ameisen-Attacken auf meiner Haut, dann beruhigte sich alles. Nach 1 Woche waren die Schuppen nicht mehr so fest an der Haut und nach weiteren 3 Wochen waren sie verschwunden.

Ich spüre kein Brennen mehr auf der Haut. Ich kann wieder ärmellose Kleider tragen und keine Naht reibt mehr auf der Haut. Auch kann ich wieder alles essen.

Da waren aber noch die Knie verknorpelt. Ich war mir sicher, nur Bruno Gröning kann mit Gottes Hilfe diese Knorpel wegnehmen. So ging ich zur Weihnachtsfeier nach Memmingen. Zuhause schon sagte ich zu Bruno: „Diese Knorpel bringe ich nicht mehr nach Hause, die bleiben in Memmingen." Auf der Feier hatte ich von der ersten Minute an fast unerträgliche Schmerzen, mir wurde sogar richtig übel. Als dann die Meditation und die Kassette mit Brunos Originalstimme zu Ende war, waren die Schmerzen und das Übelsein wie weggeblasen. Bis Ende Februar hatte ich noch geschwollene Knie und manchmal für ca. 1 Stunde Schmerzen. Ich sagte zu mir, das kann nur Bruno sein, der löst die Knorpel auf. Den Gedanken, zum Arzt zu gehen, habe ich dabei sofort verbannt. Heute habe ich normale Knie, keine Schmerzen und keine Beeinträchtigungen mehr. Eine vom Arzt angekündigte erneute Knieoperation ist mir erspart geblieben.

Mein Hautarzt war bei einer Untersuchung wegen einer schon vor der Heilung beantragten Kur sichtlich erfreut und meinte: „Jetzt haben wir es geschafft!"

Ich danke jeden Tag Gott und Bruno für diese große Gnade, die mir zuteilwurde. <Ende des Erfolgsberichtes>

Hierzu möchte ich als Verfasser dieses Berichts Folgendes klarstellen:

Ich habe diese Person persönlich besucht und kann bezeugen, dass ihr Gesicht und ihre Arme makellos rein waren. Ich habe ihr diesen Bericht vorgelegt und um Unterschrift und Rücksendung gebeten.

Die geheilte Person hat diesen Bericht nie unterschrieben und zurückgesandt, warum ist mir unbekannt. Nach vielen Wochen erfuhr ich damals, dass sie die gleichen Belastungen alle wieder hatte.

Das ist nun sehr nachdenkenswert. Was hat diese Person vermutlich falsch gemacht? Was können wir daraus entnehmen?

Vermutungen können sein: nicht erkannt, dass eine Heilung ein Geschenk ist; hat die Heilung nicht verstanden; es war wohl ein „verstandesmäßiger Glaube" und kein „echter Glaube"; sie hat ihr Denken und Handeln nicht verändert. Sie bezeugte ihre Heilung nicht.

Nach so einer wundervollen Heilung besteht oft die Gefahr, dass Mitmenschen, die von der Heilung erfahren, aber den ganzen Sinn und Hintergrund nicht verstanden haben, dann wirklich dumme und unbedachte Bemerkungen machen, wie: „Ach, das ist nur kurzfristig, die Krankheit kommt sicher wieder, das kannst du mir glauben" oder Ähnliches und dem Geheilten somit jeden Mut rauben, zu der Heilung im festen Glauben und Vertrauen auch weiterhin zu stehen, was sehr wichtig wäre.

Es ist bei jeder Art von Heilung zu verstehen und zu begreifen, dass es sich immer um ein Geschenk von Gott oder ganz einfach um ein Geschenk aus dem Universum handelt. Ein derartiges Ereignis muss verankert werden, felsenfest verankert werden durch eine eigene glaubhafte Bezeugung nach innen und auch nach außen.

Meine Bruno-Gröning-Gemeinschaft

Die Besucher dieser Augsburger Gemeinschaft waren zahlreich und wurden immer mehr, sodass eine neue Gruppe in einem passenden Stadtteil aufgebaut werden sollte und auch ein dazu gehörender Gemeinschaftsleiter gesucht wurde. Dies war das Zeichen für mich, mich hier zur Verfügung zu stellen. Ich sah hier gute Möglichkeiten, nicht nur die Themen der Geistigen Heilung von Bruno Gröning, sondern auch meine Kenntnisse über andere geistige und spirituelle Themen miteinander zu vereinen. Ich wurde also Gemeinschaftsleiter der Bruno-Gröning-Gemeinschaft Augsburg Süd.

Es war eine wunderbare Arbeit mit den Menschen in meiner Gruppe und, was in diesem Zusammenhang wichtig ist, es geschahen auch in meiner Gruppe Geistige Heilungen, wurden dokumentiert und veröffentlicht. Das war jedoch nicht mein persönliches Verdienst, es erhöhte aber mein Vertrauen zu der Aufgabe, die ich erfüllte.

Meine Frage, die im Hintergrund auf eine Antwort immer noch in mir wartete, war: Wie geht oder funktioniert Geistheilung? Ich war im festen Glauben und überzeugt, dass ich dies noch herausfinden würde. Meine weitere feste Überzeugung war, dass es eine Gemeinsamkeit für alle Geistigen Heilungen geben müsse. Es konnte nicht sein, wie viele Heiler, Gurus und Andersgläubige behaupten, dass nur deren eigene Ansicht und deren Glaube zum Heil führe und alle anderen Ansichten die des Teufels seien.

In meiner Gemeinschaft wurde also nicht nur und ausschließlich über Bruno Gröning gesprochen, sondern es wurde auch meditiert und ich erzählte zudem über angrenzende Themen der Geistheilung. Wir schauten also auch mal über den Zaun zu „Nachbars Garten der Geistheiler". Meine Gemeinschaftsfreunde begrüßten diese Themen, besonders die Meditationen.

Die Leiterin aller Gemeinschaften bekam von der „Stasi" eines Tages die Mitteilung, dass ich nicht ausschließlich über Bruno Gröning in meiner Gemeinschaft berichte. Sie wollte nämlich, dass in den Gemeinschaften nur über Bruno Gröning gesprochen wird. Dies leuchtete mir nicht ein.

Bald darauf rief mich die Leiterin der Gemeinschaften an und am Ende des Gespräches sollte ich mich entscheiden, ob ich die Gemeinschaft abgeben oder nur noch und ausschließlich über Bruno Gröning sprechen wolle. Das war eine sehr schwere Entscheidung. Ich wusste keine Antwort. Ich fragte also Bruno Gröning, indem ich sein Bild auf den Tisch stellte und sagte: „Bruno, wie soll ich mich entscheiden? Ich brauche jetzt eine Antwort, jetzt sofort, die Leiterin deiner Gemeinschaften will bis Mittag eine Antwort." Ich wartete, wusste aber nicht auf was und war wie weggetreten. Das Radio lief noch von den Morgennachrichten her, aber ich beachtete keine der Sendungen. Plötzlich hörte ich einen Satz aus dem Gespräch, das gerade gesendet wurde. Um welches Thema es in diesem Gespräch ging, ist mir bis heute nicht bewusst.

Der eine Satz, der sich wie auf volle Lautstärke aufgedreht anhörte, lautete: *„Das, von dem man überzeugt ist, ist immer das Richtige.“*

Wow – ich war von den Socken. Da haben die geistigen Wesen mit Bruno super zusammengearbeitet und mir die passende Antwort zukommen lassen. Bruno sagte also, ich solle meine Überzeugung beibehalten. Es tat dann sehr weh, die Gemeinschaft abzugeben. Auch meine Gemeinschaftsfreunde waren traurig und verstanden die Entscheidung der Leiterin nicht.

Aus heutiger Sicht war es immer noch die richtige Entscheidung, denn sie brachte mich weiter zu neuen Erkenntnissen und zu neuen Ufern. Ich beschäftigte mich schon seit vielen Jahren mit der Kabbala und hatte jetzt Zeit, mich intensiver darauf einzulassen.

Was aber die Lehre Bruno Grönings betrifft, so kann ich diese Lehre sehr empfehlen. Sie ist einfach und klar und ganz wichtig, sie funktioniert.

Aber Vorsicht vor so manchen Aussagen der Freunde aus verschiedenen Gemeinschaften, sie sind manchmal übertrieben und eigenartig, ja einfach falsch. Eine grundsätzliche Ausbildung von Leuten, die hier etwas zu sagen haben, wäre sinnvoll.

Eine kurze einfache Zusammenfassung des Ablaufes einer Heilung, wie diese ein Außenstehender betrachten würde:

Der Heilungssuchende hat durch die Berichte des Gemeinschaftsleiters, durch persönliche Berichte von geheilten Personen, durch die Vorträge von Bruno Gröning (von Kassette) und durch die Erfolgsberichte von den vielen Heilungen erfahren und ist dadurch sehr beeindruckt. Dieses Beeindruckt-Sein setzt sich in seinem Unterbewusstsein fest und es steigt in ihm sein Wunsch auf, dass auch er hier Heilung finden will. Er hat tiefes Vertrauen und Glauben zu der Heilung durch Bruno Gröning gefunden. Er setzt sich entspannt hin, hört leichte klassische oder meditative Musik. Er stellt sich mental auf den Heilstrom ein und bittet mit eigenen Worten oder Gedanken um seine Heilung und erwartet vertrauensvoll seine eigene Heilung.

Auf den Punkt gebracht:

Die Lehre Bruno Grönings ist eine klare und einfache Lehre, die bei richtiger Anwendung zu vielen Heilerfolgen führt. Die vorliegenden Heilungsberichte sind überzeugend und beeindruckend. Die Aufnahme des Heilstromes ist für jeden Menschen einfach und leicht anzuwenden. Sehr empfehlenswert!

Wenn man jedoch in manchen Gemeinschaften genau hinhört, kann zuweilen der Eindruck entstehen, dass Bruno Gröning mit Jesus gleichgesetzt wird. Dies ist ganz klar ein Missverständnis, das durch ungenaue Erklärungen der Vortragenden hervorgerufen wird. Unbestritten ist, dass auch Bruno Gröning ein Hohes Selbst, das auch Christusbewusstsein genannt wird, besitzt, was aber nicht mit Jesus zu verwechseln ist.

Heilende Gebete

Ein Film des Bayrischen Rundfunks mit dem Titel „Heilende Gebete" berichtet über Geistige Heilungen. Dieser ist als Videokassette erhältlich. Hier meine kurze Beschreibung des Inhalts:

Patienten, die medizinisch als austherapiert gelten, sehen sich abgeschoben, verlassen und suchen nach Heilung. Was geschieht, wenn sich Menschen auf Gott einlassen? Kann das Gebet helfen?

In der Münchner Kirche St. Michael werden die Heiligen Kosmas und Damian, verstorbene und heiliggesprochene Ärzte, um Hilfe und Heilung gebeten. Patienten berichten von Heilungen oder mindestens von Besserung. Dabei entsteht Hoffnung und Glaube an das Überirdische. Dieser neue Zustand bettet sich in das Unterbewusstsein ein und ist ein Fundament für weitere Genesungen.

Von weiteren Heilungen wird berichtet, als Heiler und Heilerinnen durch Handauflegen den Patienten heilende Energie übertrugen. Es wird von einer Heilung berichtet, obwohl die Schulmedizin dringend davon abgeraten hatte, die Therapie abzubrechen. Die Patientin hat daraufhin ihr ganzes Leben umgekrempelt, glaubt seitdem an Gott und ist von dem Zeitpunkt an gesund.

Der Priester sagt in einer Ansprache zu den Gottesdienstbesuchern: „Gott braucht das Gebet nicht, aber vielleicht braucht es der Betende?" Das ist die Frage.

Bitten um Heilung werden oft im Verborgenen gehalten. Gebete zur Unterstützung einer medizinischen Therapie werden als hilfreich betrachtet und die Besserung wird als Wunder angesehen.

54

In der St.-Elisabeth-Kirche in Basel wurden Heiler und Heilerinnen eingeladen, für die anwesenden Patienten zu beten und ihnen in einer kirchlichen Zeremonie gemeinsam die Hände aufzulegen und ihnen heilende Energie zu übertragen und zu heilen.

Der Pastor sagt, dass die hierbei übertragene Kraft aus Quellen mit unterschiedlicher Bezeichnung komme, es handle sich aber sicherlich um den Heiligen Geist.

Medizin und Wissenschaft kennen keine Wunder. Der Abschlusstenor lautet: Um eine gewisse Qualitätssicherung der Kirchen voranzutreiben, müssten sich die Kirchen öffnen und das Thema Heilung auf ihre Fahnen schreiben.

Auf den Punkt gebracht:

Aus diesem Film wird deutlich, dass Gebete helfen und heilen. Es ist aber darüber hinaus erkennbar, dass auch ein tiefer Glaube und ein Vertrauen nötig ist. Das ist einmal ein Vertrauen in die Heiler und Heilerinnen und auch in die geistigen Vertreter dieser Sparte, hier Kosmas und Damian oder auch andere Heilige. Darüber hinaus ist unbedingt ein Glaube an die Wirkung von Gebeten und ein Glaube an eine Hilfe von denjenigen nötig, an welche die Bitten geschickt werden, nämlich an die Quelle, an Gott. Erst dann kann Heilung geschehen. Und wie berichtet wird, geschehen auch dadurch nachhaltige Heilungen.

Selbstheilung des Körpers

In den letzten Wochen und Monaten hat unser Körper eine unzählige Anzahl von Atomen aufgenommen, sich dadurch verändert und erneuert. Viele Teile werden oft täglich ersetzt. Die Schleimhäute der Därme erneuern sich alle drei Tage. Es ist tatsächlich so, dass wir innerhalb eines Jahres die Atome unseres Körpers zu fast 100 Prozent erneuert haben. Dies sagt uns die Medizin. Die Frage ist: Warum bleiben die alten Krankheitssymptome bestehen, wenn doch alles so neu ist?

Die Antwort ist: Es sind unsere alten Gedanken und unsere alten Verhaltensweisen!

Bei einer Schnittwunde wissen wir, dass dies schon wieder heilt: Das austretende Blut gerinnt, die Wundränder schwellen an und werden warm, eine Entzündungsreaktion tritt auf, eine schützende Kruste bildet sich, die Immunzellen zerstören eingedrungene Bakterien und eine neue Hautschicht kann sich über der Wunde neu aufbauen.

Die Frage aber ist: Kann die Schnittwunde heilen, wenn wir die schützende Kruste immer wieder wegreißen und Bakterien weiter eindringen können?

Am Beispiel der Leber können wir nachlesen, dass das größte Organ im menschlichen Körper sich erstaunlich schnell regeneriert. Selbst wenn ein Teil dieses lebenswichtigen Organs entfernt wird, ist eine Regeneration zu erwarten. Darmgewebe und auch Hautgewebe sind von Grund auf einer ständigen Erneuerung unterworfen.

Auch hier ist aber die Frage: Kann sich eine Leber regenerieren, wenn wir weiter Alkohol in Mengen konsumieren? Kann sich eine Lunge regenerieren, wenn wir weiter rauchen?

Alle Heilungsprozesse sind im Grunde genommen Selbstheilungsprozesse. Diese finden wir nicht nur im menschlichen Körper, sondern in der ganzen übrigen Natur. Wenn wir total verschmutzte Gewässer betrachten, so wird durch vermehrte Sauerstoffzufuhr und mehr Sonnenlicht und verschiedene andere Faktoren ein Reinigungsprozess eingeleitet und die Natur kann das ökologische Gleichgewicht des Gewässers wiederherstellen – vorausgesetzt aber, alle anderen schädlichen Einflüsse verschwinden. Das ist dann der Fall, wenn in Zukunft z. B. keinerlei Abwässer eingeleitet werden. Das können wir leicht nachvollziehen und auch verstehen.

Wir können leicht einsehen, dass der Raucher und Trinker seine Süchte aufgeben muss, um überhaupt eine Aussicht auf Heilung zu erhalten. Hier kann man noch sagen: „Da bist du selber schuld, hättest du nicht so viel gesoffen und gequalmt."

Wie ist es aber bei Krebs? Was habe ich da falsch gemacht und habe ich überhaupt etwas falsch gemacht? Ich habe mich doch gesund ernährt und körperlich fit gehalten. Diesen berechtigten Fragen müssen wir nachgehen.

Es sind hier sicherlich noch andere Verhaltensfehler in unserem Leben die Ursache. Fragen wir uns doch: Wie denke ich, wie rede ich, was mache ich den ganzen Tag, womit beschäftige ich mich täglich? Wir wissen doch, und dies können wir auch in vielen Büchern nachlesen, dass unsere Gedanken Wirklichkeit werden. Und schon haben wir den Mist, den wir täglich denken und reden.

Was bringt es uns, wenn wir täglich eine halbe Stunde meditieren, am Sonntag in die Kirche gehen oder unsere Gebetszeiten genau einhalten, aber für den Rest des

Tages, das sind dann die restlichen 99 Prozent, uns mit Geld, Gier, Betrug, Macht, ungesunder Lebensweise oder anderem Mist strapazieren?

Auf den Punkt gebracht:
Ein einzelner negativer Gedanke ist sicherlich nicht die Ursache von Krankheiten. Aber die vielen tagtäglichen und immer wieder gleichen Mistgedanken können dann doch nur Mist hervorbringen. Kann das Ihr Schöpfungswille sein?

Hypnose als Therapie zur Heilung

Experten erklären: Durch Hypnose wird ein veränderter Bewusstseinszustand zwischen Wachsein und Schlaf erreicht. Es handelt sich nicht um etwas Mysteriöses, sondern um einen ganz normalen Zustand. Diesen Zustand kennt jeder aus seinen Tagträumen. Auch bei körperlichen Anstrengungen, wie beim Joggen oder auch beim Musizieren, wenn eine gewisse Konzentration gefordert ist, kann dieser Zustand relativ leicht erzielt werden.

Viele Menschen lassen sich meist leicht in Hypnose versetzen. Damit eine Hypnose gelingt, ist Konzentrationsfähigkeit, Vertrauen zum Hypnotiseur und eine gewisse Fantasie nötig.

Therapeuten setzen diese Technik bei kleineren medizinischen Eingriffen ein. Zum Beispiel beim Zahnarzt, um schon im Ansatz keine Angst aufkommen zu lassen oder auch bei größeren zahnärztlichen Eingriffen, um ohne Betäubung auszukommen und um die Schmerzen auszuschalten. Bei anderen medizinischen Eingriffen wird Hypnose oft angewendet, um mit weniger Medikamenten die Nebenwirkungen zu verringern.

Psychotherapeuten erzielen häufig große Erfolge bei Suchtproblemen, wie mit Alkohol und Rauchen. Besondere, oft eigenartige Verhaltensweisen, die noch aus der Kindheit stammen können oder einen psychischen Hintergrund haben, werden in vielen Fällen mit Hypnose und in Verbindung mit ganz einfachen Hilfsmitteln behoben.

So konnte der Zahnarzt einem Kind die Angst nehmen, als auch ein Spielzeugdrache sich auf den Zahnarztstuhl setzen durfte und der Zahnarzt dem Kind eine passende Geschichte erzählte.

Wenn Hypnose mit Psychotherapie verbunden wird, können Ängste, Depressionen und die bei psychischen Störungen häufig dahinterliegenden traumatischen Erlebnisse gelöscht werden.

Patienten berichten von gutem Erfolg, haben weniger bis keine Schmerzen oder keine Probleme mehr bis zur vollkommenen Heilung.

Auf den Punkt gebracht:

Hypnose ist ein Mittel zur Heilung von psychosomatischen Beschwerden und zur Beeinflussung des Unterbewusstseins.

Christliche Lebensschulen

Was bei der Betrachtung der Geistheilung nicht übersehen werden darf, ist die Aussage von anderen Glaubensgemeinschaften, welche die Geistheilung groß auf ihre Banner schreiben.

Unity ist eine christlich geprägte, überkonfessionelle Lebensschule, die sich als Wegweiser zur Erfahrung des göttlichen Seins versteht. Angesprochen werden spirituell Suchende aus den verschiedenen Konfessionen. Die Unity-Akademie in Deutschland ist eng mit der Unity School of Christianity in den USA verbunden. In den USA ist dies eine offizielle Kirche, keinesfalls eine Sekte. Diese Kirche wurde aufgrund von Geistigen Heilungen von Charles und Myrtle Fillmore gegründet.

In Deutschland vermittelt die Unity-Akademie für angewandtes Christentum e. V. ein Gedankengut
- das Frieden bringt, wenn Konflikte auftreten,
- das Liebe bringt, wenn Menschen sich hassen,
- das Vergebung bei Ungerechtigkeiten bringt,
(siehe www.unitydeutschland.de).

Auch der Gebetsdienst Silent Unity ist aus Unity hervorgegangen, (siehe www.silentunity.de)

Das Gedankengut von Unity basiert auf folgenden Grundsätzen:
- Gott ist Quelle und Schöpfer alles Seienden. Es gibt keine andere immerwährende Kraft. Gott ist gut und allgegenwärtig.
- Wir sind geistige Wesen, nach Gottes Vorstellung geschaffen. Der Geist Gottes lebt in jedem Menschen, weshalb alle Menschen von Natur aus gut sind.
- Wir erschaffen unsere Lebenserfahrung durch die Art und Weise unseres Denkens und Fühlens selbst.
- Bejahendes Gebet besitzt Kraft. Wir glauben daran, dass diese Kraft unsere Verbindung mit Gott stärkt.

- Es werden Wege aufgezeigt, die zur geistigen, körperlichen und seelischen Gesundheit führen.

In diesem Gedankengut, das ich viele Jahre kennenlernen durfte, sind wesentliche Hinweise zur Geistigen Heilung enthalten. Der Inhalt dieser Botschaften gefällt mir deshalb so gut, weil die Aussagen einfach, klar verständlich und für mich logisch sind, im Gegensatz zu manch anderen unverständlichen Dogmen und Glaubenssätzen von Kirchen.

Zur Ausbildung und Vertiefung der Kenntnisse von Unity-Lehrern und Unity-Schülern sind in dem Unterrichtswerk „Die Suche" (erschienen im Frick Verlag Pforzheim) viele Kapitel enthalten, die zu geistigen Themen im Leben eines jeden Menschen lehrreich und aus meiner Sicht empfehlenswert sind.

Neue Ideen sind gefragt

Unser Gehirn sendet täglich Tausende von Gedanken aus. Bei genauerer Betrachtung sind die heutigen Gedanken jedoch genau die gleichen wie gestern und wie seit Monaten. Wir sollten neue Gedanken wählen. Aber anstatt in etwas Neues zu investieren, wählen wir gewöhnlich unsere alten Glaubensmuster. Das Alte und Bekannte mit seinen festgefahrenen Ideen und überholten Gedankenmustern ist zu fürchten, weil uns das ja in Schwierigkeiten gebracht hat.

Warum bleiben die alten Muster bestehen?

Weil die alten mentalen und emotionalen Muster nicht verändert werden. Wir bekommen diesen ganzen fri-

schen neuen Zufluss von Atomen, angefüllt mit jeglicher
Möglichkeit, und wir lassen sie letztendlich wieder in dieselben alten Formen fließen. Das ist wie neuen Wein in
alte Schläuche füllen. Der Körper hat keine andere Wahl,
als die vorgegebenen Formen zu benutzen, die wir ihm
zur Verfügung stellen. Unser Körper ist der Schauplatz
sich ständig erneuernder Muster und Formen, die wir
durch unsere Gedanken und Gefühle kontrollieren.

Dafür müssen wir bereit sein, den Glauben an eine
Krankheit und die Erwartung von einer Krankheit zu
verbannen; bereit sein, die Gespenster von Krank-
heitsmustern von Grund auf zu vertreiben. Es ist das neue
Bewusstsein der Ganzheit, das unsere Glaubenssysteme
ändert und dementsprechend die Muster in uns neu
gestaltet.

Änderungen sind nötig

Es gibt eine Vielzahl von Heilungstechniken, einige
davon sind neu, andere sind alt. Jede von ihnen hat eine
gewisse Gültigkeit, und jede kann eine Reihe von Menschen vorweisen, die durch sie geheilt wurden.

Ich habe mich immer wieder gefragt, wie so viele
vollkommen verschiedene Methoden die Heilung für
eine bestimmte Krankheit bringen können. Als ich
einige mir genauer anschaute, erkannte ich, dass alle
diese Techniken eines gemeinsam haben: Sie führen zu
einer Bewusstseinsänderung in der betreffenden Person.
Es findet eine Veränderung der Glaubensmuster statt.
Das tiefste Innere wird mit einem neuen Muster, mit
einer neuen Form ausgestattet, in die neues Leben fließen kann.

Was ist dieses „Andere" oder „Neue"? Es ist das Bewusstsein, dass die Lebenskraft, der Geist Gottes in uns, uns genau mit dem versieht, was wir in unserem tiefsten Innern inbrünstig erwarten. Solange dieses allem zugrundeliegende Bewusstsein, wir können auch Gottvertrauen dazu sagen, nicht geändert wird, sind sowohl moderne Medizin und wissenschaftliche Techniken als auch jegliche alternative Medizin nur Notbehelfe, weil die alten Formen immer noch vorhanden sind und nur darauf warten, verändert zu werden.

Das neue Bewusstsein heißt: „Es steht in meiner Macht, meine Muster zu verändern." Dieses Bewusstsein allein bringt neuen Glauben hervor, bringt eine neue Form hervor, und der physische Körper hat keine andere Wahl, als sich anzupassen und heil zu werden. Es ist in Wahrheit so, dass unser Körper die Kraft hat, sich dem Einstrom von vollkommenem und neuem Leben zu öffnen.

Psychosomatische Krankheiten werden durch gedankliche Vorstellungen hervorgerufen. Dieses Phänomen ist reichlich belegt und kein ernsthafter Mediziner oder Psychologe stellt es in Frage. Wenn wir an psychosomatische Krankheiten glauben können, an die Fähigkeit des Geistes, den Körper krank zu machen, können wir dann nicht ebenso an psychosomatische Gesundheit glauben? Es ist nur ein kleiner Schritt von der Vorstellung, dass der Geist einen gesunden Körper zerstören kann, zu der entgegengesetzten, dass nämlich dieser Geist ebenso gut einen kranken Körper wiederherstellen kann (siehe die Geschichten im Kapitel „Grundlagen").

Was müssen wir ändern?

Wir müssen unser Augenmerk auf zwei Faktoren richten. Das sind erstens die Kollektivvorstellungen der gesamten Menschheit, die vorwiegend negativ sind, eingestellt auf Erwartung von Krankheit und Tod. Das bedeutet: mich abgrenzen von Menschen, Meinungen und Dingen, die nicht mehr meinem neuen Denken und meinem neuen Bewusstsein entsprechen. Und zweitens unsere eigenen persönlichen Vorstellungen, die sehr oft mit den Kollektivvorstellungen identisch sind und ständig mit Krankheit und Unglück rechnen.

Es muss also unsere Aufgabe sein, uns unabhängig zu machen von den Meinungen anderer und dann auch unsere eigene zu erneuern.

So, wie ich mir mein Leben und meine Gesundheit vorstelle, so geschieht es. „Dir geschehe nach deinem Glauben." (Matth. 9, Vers 29)

Reden und Zuhören

Zwei der wirksamsten Hilfsmittel zum Zweck der Veränderung sind die Macht des gesprochenen Wortes und die Macht, die der Stille innewohnt. Mit dem gesprochenen Wort machen wir unseren Anspruch auf die universelle Fülle geltend. So drücken wir aus, was wir verlangen, was wir wollen. Wir bringen unsere Gedanken zum Ausdruck und kommunizieren mit unserer Welt einschließlich unseres Körpers.

In der Stille dagegen verbinden wir uns mit Gott. Hier horchen wir auf das, was Gott uns zu sagen hat. Auf dieser Ebene können neue Muster entstehen und wirksam werden. Es ist die Ebene, wo Gedanken ihre Bedeutung verlieren, wo wir einfach wissen. Und das ist die Meditation, die Stille, in der wir die geistigen Heilkräfte in uns aufnehmen und wirken lassen.

Auf den Punkt gebracht:

- Alte Krankheitsmuster wiederholen sich, wenn die alten, alltäglichen Gedankenmuster beibehalten werden.
- Alle Heilungstechniken dienen dazu, eine Bewusstseinsänderung und eine neue Erwartung von Ganzheit hervorzurufen.
- Was wir in unserem tiefsten Innern erwarten, ist das, was wir bekommen.
- Vertraue und glaube an die heilende Kraft, an das Licht Gottes.

Der Glaube

Auf die Frage „Was ist Glaube?" hört man oft: „Glauben heißt nichts wissen." Das, finde ich, ist bezogen auf das Thema Heilung eine unzureichende Antwort. Viele wissen auch gar nicht, was oder an was sie glauben sollen.

Mein früherer Stadtpfarrer, bei dem ich Ministrant war, sagte einmal, als er von einer Gruppe von Frauen gefragt wurde – meine Mutter gehörte auch zu dieser Gruppe –, was Glauben denn bedeutet: „Glauben heißt etwas für wahr halten, was man nicht bestimmt sagen kann." Damals habe ich das einfach geglaubt, das hat ja schließlich mein hochverehrter Herr Stadtpfarrer gesagt.

Diese Aussage hat sich bei mir lange Zeit tief eingeprägt. Eine solche Meinung ist dann jedoch der Grund, warum Gebete und Bitten nicht erhört werden. Weil man davon ausgeht, dass der Glaube so etwas Undefiniertes, so Abstraktes sei. Ist das ein Glaube von dem gesagt wird, dass man damit Berge versetzen kann? Weit gefehlt! Der Glaube braucht ein tragfähiges Fundament.

Christen und Anhänger anderer Religionen haben endlose Spekulationen über die Natur des Glaubens angestellt. Es wurde gelehrt, dass Glauben nötig sei, damit ein Gebet Erhörung finden könne. Selbst ein Quäntchen Glauben sei dabei schon ausreichend.

Meine heutige Ansicht schaut anders aus. Zum echten Glauben gehört Überzeugung. Und zur Überzeugung gehört Erfahrung. Wenn ich also an Gott glauben soll, dann muss ich fest davon überzeugt sein, dass es ihn gibt. Überzeugt davon bin ich aber erst dann, wenn ich zumindest einen Aspekt Gottes erfahren habe. Das kann eine plötzliche Eingebung auf eine Bitte, eine unerwartete Heilung, eine Erkenntnis oder eine der vielen Erscheinungen auf einem spirituellen Gebiet sein. Und um diese Erfahrung zu machen, muss ich mich auf Gott und die geistige Welt einlassen, muss ihn um eine dieser Erfahrungen bitten, muss mein Umfeld anpassen usw., erst dann kann ich dieses Geschenk erfahren. Und wenn ich dann dieses Geschenk der eigenen Erfahrung erhalten habe, dann bin ich überzeugt und dann kann ich glauben.

Glaube ist nicht „etwas nicht genau Definierbares", sondern etwas, von dem ich überzeugt bin und von dem mich niemand wieder abbringt, weil ich es selbst und vielleicht auch körperlich erfahren habe. Ein solcher Glaube, der auf Erfahrung aufbaut, ist dann ein stabiles Fundament. Ein solcher Glaube braucht dann auch nicht von irgendeiner Institution anerkannt oder von kirchlicher Seite bestätigt werden.

Prof. Klaus Berger, der an der ev. Theologischen Fakultät der Universität in Heidelberg lehrte, definierte Glaube einmal so: „Glaube besteht nicht darin, gegen die Überzeugung, gegen die Sichtbarkeit und Denkbarkeit etwas als existierend anzunehmen, sondern Glauben heißt, aus bestimmten Erfahrungen die richtigen Konsequenzen zu ziehen."

Daraus ist zu entnehmen, dass dem Glauben eine Erfahrung vorausgeht oder zumindest vorausgehen sollte.

Glaube ist also etwas ganz Konkretes, er ist mein inneres Wissen. Für einen anderen mag das wieder ganz anders ausschauen. Dieser hat ja meine Erfahrung nicht gemacht und kann daher gar nicht mitreden. Für Außenstehende haben diese Dinge daher niemals Beweiskraft. Daher ist Glaube etwas ganz Persönliches, etwas das mir gehört. Und was mir gehört, kann mir niemand wegnehmen.

Wahrer Glaube, das ist ein Glaube, auf den man sich immer verlassen kann, ist ein spiritueller Prozess. Glaube ist auch Erwartung. Das, was wir ganz fest und dauerhaft erwarten, werden wir unabdinglich in unserem Leben erfahren.

Auch in der Bibel, im Hebräerbrief 11,1 steht: „Glaube aber ist: Feststehen in dem, was man erhofft, überzeugt sein von Dingen, die man nicht sieht."

Die Definition von Glauben heißt:
Glaube ist vertrauensvolles inneres Wissen.

Glaube und Wirklichkeit

Was wir heute glauben, das wird morgen Wirklichkeit sein. So beschreiben es Autoren wie Bärbel Mohr. Wir können Dinge realisieren, indem wir sie uns vorstellen, an sie glauben und von ihnen sprechen.

Vieles, was in unserem Leben, in diesem universellen Prozess geschieht, entzieht sich unserem unmittelbaren Zugriff. Trotzdem können wir darauf Einfluss nehmen, indem wir in unserem eigenen Bereich tätig werden und unsere ureigensten Kräfte einsetzen, d. h. bestimmte Wünsche und die richtigen Wünsche hegen.

Wenn wir dagegen glauben, dass wir gegen die ganze Welt ankämpfen müssen, dass wir isoliert und einsam sind, dass wir die meisten Menschen als unsere Feinde betrachten müssen, die ihrerseits nichts anderes im Sinn haben, als uns zu verletzen, dann wird das wohl auch tatsächlich so eintreffen.

In dem Maße, wie wir weiter immer das Gute annehmen, schöne Erfahrungen sammeln, Abenteuer bestehen, anderen Freude bereiten, ändern sich auch unsere Vorstellungen davon, was wir selbst verdient haben und was uns genauso wie allen anderen zusteht. Und wir können das Bisherige, das uns Sorgen und Kummer bereitete, loslassen und jene Welt erzeugen, die uns begehrenswert erscheint.

Wovon sind Sie wirklich überzeugt? Hören Sie einmal in sich hinein. Achten Sie auf Ihre Gedanken, auf Ihre Worte, auf Ihre Reaktionen. Machen Sie sich während der Unterhaltung mit anderen Leuten einmal bewusst, wie Sie über das Leben sprechen, was für Missgeschicke Sie erwähnen, die immer und nur Ihnen passieren. Welche Ihrer Fähigkeiten, welche Ihrer Schwächen und Fehler heben Sie hervor? Das, was Sie da von sich geben, ist genau das, was Sie glauben. Und das, was Sie glauben, entspricht ziemlich genau dem, was Sie erleben werden.

Den Glauben stärken

Der Glaube unseres logischen Verstandes genügt meistens nicht. Nur wenn auch unser Unterbewusstsein an etwas glaubt, kann man von wirklichem und wirksamem Glauben sprechen.

Die Überzeugung nicht nur des logischen Verstandes, sondern auch des Unterbewusstseins ist von großer Bedeutung bei Heilungen. Heilungsberichte jeglicher Art sind hierzu ein geeignetes Mittel für die nötige Überzeugungsarbeit. Am besten ist natürlich die Erfahrung einer eigenen Heilung. Wenn ich selbst erfahren habe, dass Geistige Heilung wirklich funktioniert und mich gesund gemacht hat, dann ist das für immer in meinen Körperzellen abgespeichert und ich weiß das jetzt, für immer. Es wird zu meinem Wissen. Es wäre jetzt sehr dumm von mir, wenn ich diese wunderbare Erfahrung, mein neues Wissen, nur als puren Zufall deklarieren würde.

Das Gebet

Viele Missverständnisse treten bei der Frage auf, wie man beten soll und welche Form das richtige Gebet haben sollte. Zwar gibt es in jeder Religion irgendeine

Form des Gebets, und die Anhänger werden zum Beten angehalten, aber selten wird ihnen gesagt, wie sie beten sollen. Daher zweifeln viele Menschen, ob sie überhaupt richtig beten.

Was sagt Jesus dazu? Matthäus Kapitel 6, Vers 5-8:

„Wenn ihr betet, dann tut es nicht wie die Scheinheiligen! Sie stellen sich gern zum Gebet in die Kirchen und an öffentliche Plätze, damit sie von allen gesehen werden. Ich versichere euch: Sie haben ihren Lohn schon bekommen.

Wenn du beten willst, dann geh in deine Kammer, schließ die Tür zu und bete zu deinem Vater, der im Verborgenen ist.

Wenn ihr betet, dann leiert nicht endlos Gebetsworte herunter wie die Heiden. Sie meinen, sie könnten bei Gott etwas erreichen, wenn sie besonders viele Worte machen.

Ihr sollt es anders halten. Euer Vater weiß, was ihr braucht, bevor ihr ihn bittet. Dein Vater, der auch das Verborgenste sieht, wird dich dafür belohnen."

Dies sind eindeutige Worte. Das bedeutet: Ich, der Betende, soll an einen ruhigen Ort gehen, wo ich zur Ruhe komme, wo ich meditieren kann, wo ich mich abtrenne von der äußeren Welt, wo ich in die Versenkung gehen kann.

Ich soll mich an meinen Vater im Verborgenen wenden, an mein Inneres wenden, damit ist nichts anderes gemeint als mein Unterbewusstsein, mein unteres Selbst und auch mein höheres Selbst, denn nur über diesen Weg geht es zum Vater. Der Begriff Unterbewusstsein war damals vermutlich nicht bekannt, deshalb steht hier nichts Genaueres darüber.

Und dort, in diesem Verborgenen, kann ich nicht schummeln, denn der Vater sieht hier mein Inneres, mein Denken. Und so wie ich denke werde ich belohnt.

Warum sollen wir beten?

Bei Bittgebeten der Art: „Herr, ich bitte dich um Heilung, um Vergebung usw." setzen wir stillschweigend voraus, dass Gott sich doch ändern könnte. Wenn aber Gott das absolute Gute ist, wie es vielfach betont wird, wie könnte Gott etwas anderes für uns wollen, als nur das Gute und das Beste?

Der Betende sollte davon ausgehen, dass das Gebet ein Segen für ihn ist. Es ist als ein Sichanpassen, als eine geistige Ausrichtung anzusehen, die es dann mit sich bringt, dass das Gute, das uns Gott schenken will, uns frei zufließen kann. Wir können Gott bzw. seine Gesetze nicht ändern, aber wir können uns ändern. Wir haben zwar die Freiheit, es nach unserem Eigensinn zu machen, dann müssen wir aber auch unser eigensinniges Ergebnis in Kauf nehmen.

Beten will also unsere eigene innere Einstellung an das Gute anpassen.

Gebete sind nicht dazu da, Gott zu beeindrucken. Sie sind dazu da, uns zu beeindrucken, uns auf jene Bewusstseinsebene zu heben, wo wir erkennen, dass alles Gute für uns bereits vorhanden ist, weil wir eins mit Gott sind.

Jesus lehrte, dass wir bekommen, wenn wir bitten; dass wirkliches Gebet immer beantwortet wird. Aber die Schwierigkeiten beginnen, wenn wir versuchen, den von Gott eingesetzten universellen Gesetzen unseren Willen aufzuzwingen. Wir denken dann, dass allein unsere

Worte die Dinge ändern können, dass allein unsere Gebete genügen, dass wir etwas verdienen. Aber wir werden sehen oder haben es bereits erfahren, dass es so nicht geht.

Das kurze Gebet

Ein Erfolgsbericht von einer Bekannten: Sie hatte Probleme mit ihrem Vermieter beim Auszug. Er wollte bei der Übergabe ganz andere Dinge durchgeführt haben als vertraglich vereinbart war. Es kam also zum Streit. Vor dem nächsten Treffen betete meine Bekannte um Hilfe. Beim Treffen waren alle Probleme gelöst, als ob es nie welche gegeben hätte.

Das lebenslange Gebet

Jeder Gedanke, jede Emotion und jede Tat stellt eine Botschaft an den universellen Geist dar, in der wir mitteilen, was wir in unserem Leben verwirklicht sehen möchten.

Wir übermitteln unsere Absichten in jedem Augenblick unseres Lebens, nicht nur während eines Gebetes. Das wahre, das 24 Stunden dauernde Gebet wird immer beantwortet. Und wenn unsere Gedanken, Gefühle und Taten mit unseren Gebeten im Einklang sind, dann verfügen wir über eine gewaltige Kraft und können scheinbare Wunder erwarten.

Zum Begriff scheinbare Wunder: Wenn wir mit Wunder einen Vorgang außerhalb der universellen Gesetze meinen, liegen wir falsch, weil es niemals etwas geben kann, das außerhalb der von Gott geschaffenen kosmischen Gesetze existiert.

Manchmal passieren jedoch Dinge, die von unseren Erwartungen derart weit entfernt sind, dass wir sie als Wunder bezeichnen. Wunder sind nichts anderes als die natürlichen Folgen der universellen Gesetze. Auch wenn sie spontan auftreten, haben sie doch alle zuständigen Gesetze durchlaufen. Wenn wir glauben, dass nur noch ein Wunder helfen kann, dann schränken wir automatisch die Kraft unseres Gebets ein. Wenn wir uns zu sehr auf eine Sache festlegen, übersehen wir die Tatsache, dass Gottes Wunsch für uns das allumfassende Gute ist. Es bedarf keines Wunders, dieses Gute in unser Leben zu bringen. Gott ist die Ganzheit, die Fülle und die Liebe. Als Teil von Gottes Schöpfung sind wir Erben all dessen. Dies zu erfahren, ist ganz natürlich und hat nichts mit einem Wunder zu tun.

Magisches Denken und Glücksbringer

In einer Radiosendung von Bayern 1 zum Thema Aberglaube sagte der Moderator: „Das Glück liegt in uns, nicht in den Dingen. Wie wäre die Fußball-Weltmeisterschaft für die DFB-Elf verlaufen, wenn Bundestrainer Jogi Löw nicht seinen blauen Pulli getragen hätte? Hätte Sebastian Vettel ohne seine Glücksmünze zwei Formel-1-Saisons hintereinander dominieren können? Und Michael Schumacher? Hätte er fünf WM-Titel mehr – ohne seine Talismane?"

Schmarren oder Fakt? Wir wissen es nicht. Zumindest nicht sicher. Aber viele von uns glauben an Hasenpfoten, Kaminkehrer, besondere Stofftiere und Rituale, an Glücksbringer und Talismane. Woran liegt das und ist das alles ein echter Schmarren oder ist da wirklich was dran?

Der Moderator fragte die Wissenschaftlerin Lysann Damisch. Sie ist seit einem knappen Jahr Juniorprofessorin am Institut für Wissensmedien in Tübingen. Ihre Doktorarbeit drehte sich um den „leistungssteigernden Einfluss bei aktiviertem Aberglauben". Was sie herausgefunden hat, kann man in einem Artikel von Focus-Online unter dem Titel: „Energie-Armband – Hasenpfote in Zeiten von Web 2.0" vom 18.09.2011, Autorin Petra Apfel, nachlesen.

Lysann Damisch und Kollegen haben untersucht, wie Glücksbringer die körperliche und geistige Leistung beeinflussen. „Wir waren überrascht, wie groß der positive Effekt ist, wenn jemand auf magische Unterstützung vertraut. Mit einem Glücksbringer brachten die Probanden bessere Leistungen zustande. Ihre Motivation und Ausdauer waren höher, eine Aufgabe zu lösen."

Lysann Damisch erklärt: „Ein Aberglaube oder ein Talisman hilft in Situationen, in denen jemand unsicher ist oder Stress empfindet, etwa in Prüfungen oder bei einem sportlichen Wettkampf. Er stärkt in erster Linie die Zuversicht – in die eigene Leistung, aber auch, dass schon alles gut gehen wird. Wir sprechen von Selbstwirksamkeitsüberzeugung."

Daher seien auch Sportler so empfänglich für alle Arten von Glücksbringern und abergläubischen Ritualen. Im Wettkampf gebe es viele Unabwägbarkeiten, die der Athlet nicht kontrollieren könne. „In kritischen Situationen verleiht der Glücksbringer etwas mehr Sicherheit. Daher sind sie auch bei Studenten und Schülern in Prüfungssituationen beliebt."

Das Fazit ist: Aberglaube ist eine Art von Autosuggestion, bei der die Wahrnehmung des Abergläubigen darauf ausgerichtet ist, stets eine Bestätigung für die abergläubischen Annahmen zu finden. Insofern hat auch der Aberglaube die Funktion von Selbstbestärkung und Selbststabilisierung, auch wenn die Inhalte des Aberglaubens teilweise einen stark fatalistischen, ängsteschürenden und aufgrund falscher Überlieferung zum Teil auch sinnlosen oder grotesken Charakter haben

Freitag, der 13.

Ein Viertel der Deutschen glaubt laut einer Umfrage bei diesem Datum an Unglück und Pech. Da ist es nicht verwunderlich, dass es die seltsamsten Geschichten gibt.

Ein früherer Arbeitskollege erzählte mir eine fast unglaubliche Geschichte aus seinem Bekanntenkreis. Ein zu diesem Datum sehr abergläubischer Mann nahm an einem solchen Tag prinzipiell Urlaub und blieb im Bett, denn er befürchtete, es könnte ihm etwas auf den Kopf fallen. Nun war wieder einmal Freitag, der 13., er nahm Urlaub, blieb zu Hause und im Bett. Seine Frau versorgte ihn. Und was geschah jetzt plötzlich? Das, was er befürchtet hatte. Die Schlafzimmerlampe, die über dem Bett hing, fiel ihm auf den Kopf. Das tat weh. Seine Befürchtung ging also in Erfüllung, obwohl er alles daran setzte, gerade diese zu vermeiden.

Die Frage ist: Wie funktioniert das?

Wenn der Glaube, sei er positiv oder negativ gerichtet, bei irgendeiner Entscheidung mit im Spiel ist, ist unser Unterbewusstsein immer dabei. Offensichtlich lässt sich das Unterbewusstsein im Falle des Aberglaubens täuschen und es geschehen Dinge, die jede beliebige Richtung annehmen können. Es muss wohl über lange Zeit etwas vorbereitet worden sein, das diesen Vorgang auslöste.

Segnen

Wer hat nicht schon einmal Probleme mit seinen Mitmenschen gehabt, mit dem Partner, mit seinem Arbeitskollegen, mit seinem Chef, mit seinem Nachbarn oder mit einem Verkehrsteilnehmer, weil er ihm die Vorfahrt genommen hat oder ..., Möglichkeiten haben wir Menschen ja viele. Man ist anderer Meinung, will Aufgaben auf andere Art lösen, man ist sich nicht einig und oft kommt es zu einem Streit.

Man will ja nicht gleich zum Rechtsanwalt rennen und als Streithansel abgestempelt werden. Wie kann man solche Probleme von vornherein lösen? Guter Rat ist auch hier wieder teuer und man wurstelt sich halt so durchs Leben mit den weiterhin vorhandenen Problemen.

Auf einem Seminar, das ich vor vielen Jahren besuchte, sagte der Seminarleiter: „Wenn du Probleme mit einem Menschen hast, dann segne ihn, denn er ist dein Übungspartner."

Dieser Ausspruch kam bei mir ganz tief drinnen an, denn ich hatte damals wirklich Probleme mit meinem Chef. Sofort regte sich ein großer Widerspruch in mir. Eine Stimme in mir schrie: „Was, ich, segnen, ich, diesen Erbsenzähler auch noch segnen, ja wer bin ich denn, das kommt ja gar nicht in Frage, nein, nein, nein."

Ich war zu dieser Zeit mit der Entwicklung von Testsystemen für Vermittlungsanlagen beschäftigt und mein Chef war halt immer anderer Meinung zu meinen Vorschlägen, wie wir die aktuelle Aufgabe lösen könnten. Und so entwickelte sich (wir waren ja auch eine Entwicklungsabteilung) zunehmend Frust und Unzufriedenheit zwischen mir und meinem Chef. Er war mit meinen Vorschlägen und Ergebnissen seit längerer Zeit nicht zufrieden, er stellte sich immer etwas anderes vor und wollte eine andere Lösung.

Und so kam wieder einmal der Tag und die Stunde, als mein Chef über meine Arbeit informiert werden wollte. Ich sollte zu ihm kommen und über den aktuellen Entwicklungsstand berichten. Aha, dachte ich, dann hole ich mir halt wieder eine Abfuhr ab, von diesem Erbs... Halt, sagte eine Stimme in mir, *segnen*! Ja, das ist nun endlich an der Zeit, meinen Chef zu segnen.

Ich ließ meinen Chef eine Minute länger warten und setzte mich ganz ruhig nochmals an meinen Schreibtisch, ging in mich und sagte ganz leise zu mir, die Kollegen sollten das ja nicht hören: „Ja, ich will dich segnen, ich segne dich, du bist, wie du bist, wir sind beide, wie wir sind. Wir wollen ein gutes Miteinander, Verständnis untereinander. Ich segne dich." Und ich packte meine Unterlagen und marschierte in seine Richtung. Ich unterbreitete ihm meine neuesten Ergebnisse und meine zu Papier gebrachten Ideen. Er schaute sich die Dinge an und spontan sagte er: „Ja, das ist super, diese Idee gefällt mir sehr gut. Das können wir so weitermachen." Von einem technisch geprägten Gespräch kamen wir so ganz natürlich, fast wie selbstverständlich, zu Themen privater Natur. Das hatte es so zuvor noch nie gegeben.

Zurück an meinem Schreibtisch dachte ich: Das gibt's doch nicht, so ganz einfach ist er jetzt einverstanden mit meiner Arbeit, wo ich doch gegenüber der letzten Vorlage nur Unwesentliches verändert habe. Ich war sprachlos. Ist Segnen so einfach?

Ja, segnen ist ganz einfach und so wirkungsvoll. Wenn ich bereit bin, meine Einstellung einem Menschen gegenüber zu ändern, geschieht beim Gegenüber nicht selten das Gleiche.

Rituale

Mit Ritualen fängt es schon im Babyalter an, je nach Glaubensrichtung, bei den Christen mit der Taufe und bei den Juden mit der Beschneidung. Aus christlicher Sicht folgen die Beichte, die Kommunion, die Konfirmation, die Firmung, die Trauung usw. bis hin zur Bestattung.

Bücher sind voll mit Vorgaben und Vorlagen zur Durchführung von magischen Vorgängen zur Erlangung von Geld und Macht, zur Beeinflussung von Menschen usw. Die meisten Rituale geben in ihren Beschreibungen Ziele an, die sie auslösen oder bewirken sollen.

Viele Rituale, wenn sie richtig durchgeführt werden, funktionieren auch. Sie funktionieren genauso wie die Geistheilung funktioniert. Es ist derselbe Ablauf. Ein Ritual dient nur zur Beeinflussung des Unterbewusstseins; aber das ist das Wesentliche.

Meine eigene Erfahrung mit einem Ritual

In früheren Zeiten besuchte ich viele Seminare zu unterschiedlichen spirituellen Themen. Ich bewunderte oft die Seminarleiter wegen ihres umfangreichen Wissens.

In einem lockeren Gespräch mit der Dame im Büro des Seminarhauses erwähnte ich einmal ganz nebenbei, dass ich auch irgendwann gerne ein Seminar leiten möchte, aber das meinte ich nicht sonderlich ernst. Und so vergingen einige Jahre. In einem späteren Seminar im gleichen Haus machten wir Seminarteilnehmer gemeinsam ein Bestattungsritual. Jeder sollte auf einen Zettel schreiben, was er nicht kann. Das Thema hieß nämlich „Ich kann". Mir fiel nichts ein, was ich nicht kann. Mehr aus Gaudi schrieb ich: „Ich kann keine Seminare leiten." Während des abgehaltenen Bestattungsrituals begrub ich anschließend mit den anderen Teilnehmern diesen Zettel mit meiner Botschaft.

Nach diesem Ritual, bei einer Kaffeepause mit den anderen Teilnehmern, kam die genannte Dame vom Büro mit einem Terminkalender in der Hand zu mir und sagte: „Hallo Hermann, du wolltest doch mal ein Seminar geben, ich habe hier noch zwei Termine frei, welchen möchtest du."

... *Schluck* ... Ich bat dann um Bedenkzeit. Einige Monate später leitete ich dort mein Seminar mit dem Thema „Geistige Heilung".

Wie „funktioniert" das beschriebene Ritual?

Bis zu diesem Ereignis war mein Unterbewusstsein überzeugt, dass ich keine Seminare geben kann und zeigte mir auch nicht die Möglichkeit, damit irgendwo zu beginnen. Es war nicht die richtige Zeit. Dann begrub ich meine Meinung mit dem Begraben des Zettels. Mein Unterbewusstsein war ja bei dem Ritual dabei und war nun überzeugt, dass ich jetzt Seminare geben kann. Es leitete nun den schon lange latent bei ihm vorliegenden Wunsch an das Hohe Selbst weiter. Das Hohe Selbst konnte nun seinerseits reagieren und holte bei der Dame vom Büro Hermanns verstaubten Wunsch aus ihrem Gedächtnis wieder hervor und bearbeitete ihren Terminkalender. Und siehe da, es waren noch zwei Termine frei, so ein Zufall.

Nachdem ich in meinen dann folgenden Seminaren ein derartiges Ritual übernommen habe, geschah fast unbemerkt eine Heilung. Eine Frau mit einem vor vielen Monaten gebrochenen Bein humpelte immer noch die Treppe hoch und zog das rechte Bein bei jeder Stufe nach. Nach dem Ritual ging ich zufällig hinter ihr auf der Treppe. Sie ging fit wie der besagte Turnschuh ohne Humpeln nach oben. Einfach sagenhaft.

Machen Sie doch Ihr eigenes Ritual, wenn Sie ähnliche Sorgen und Probleme haben. Das Wichtigste ist, dass Sie Ihr Unterbewusstsein, Ihr Unteres Selbst voll und ganz überzeugen. Der Rest geht meistens von allein.

Wie ist es mit der Beichte bei den Katholiken?

Das ist doch auch ein Ritual. Die Kirche nennt es „Das heilige Sakrament der Sündenvergebung". Wie funktioniert das?

Der Beichtende sagt dem Pfarrer seine Sünden und dieser sagt am Ende dann neben eventuell individuellen Ermahnungen und auch der Auflage meist einer Gebetsbuße: „Deine Sünden sind dir vergeben." Dem Unterbewusstsein sind die begangenen Sünden bekannt; deshalb geht dieser Mensch ja auch zur Beichte. Das Unterbewusstsein ist bedrückt von der Last der Sün

den. Durch den Satz „Deine Sünden sind dir vergeben"
erfährt es eine enorme emotionale Erleichterung, die es
als echte Befreiung von einer Last empfindet. Das Unterbewusstsein, der Träger der Emotionen, kann wieder
unbelastet seine Aufgaben erfüllen.

Durch diese Freiheit kann es den bisher blockier-
ten Weg zum Hohen Selbst und somit zu Gott wieder
freigeben und der Mensch hat wieder Kontakt zu Gott.
Diese Gottverbundenheit ist nicht nur das Wunschziel
der Religionen, sondern auch unbedingte Notwendig-
keit bei Geistiger Heilung.

Die Huna-Lehre

Die Huna-Lehre ist eine Lebensform und kommt aus
Hawaii. Huna bedeutet Geheimnis und ein Kahuna ist
ein Hüter dieses Geheimnisses. Max Freedom Long hat
diese ursprünglich geheime Lehre auf Hawaii Anfang
des 20. Jahrhunderts entdeckt und auf wissenschaftliche Weise entschlüsselt und veröffentlicht. Henry Krotoschin hat Huna weiter erforscht und sie für heutige
Verhältnisse verständlich dargestellt in seinem Buch
„Huna Praxis".

Es waren die Kahunas, die das Wissen und die prak-
tische Anwendung dieser Lehre nur Eingeweihten
übermittelt haben. In Hawaii gab es aber deutliche
Hinweise, dass die Huna-Praxis keineswegs in Hawaii
entstanden ist, sondern dass sie ihren Ursprung eher
im östlichen Mittelmeer hat.

In dem Buch „Die verborgene Lehre Jesu" vergleicht
Max Freedom Long die Huna-Lehre mit der Lehre

Jesu und kommt zu dem Schluss, dass diese identisch seien.

Auch soll der englische Gelehrte Sir George Trevelyan in seinem Buch darauf hinweisen, dass die Huna-Lehre identisch sei mit der Weisheit der Essener, einer besonderen Gruppierung der jüdischen Antike. Jesus soll demnach auch mit dem uraltem religiösen Wissen dieser strengen jüdischen Glaubensrichtung vertraut gewesen sein. Weiter gefolgert war Jesus nicht nur ein Prophet, ein großer Religionsbegründer und Heiler, sondern auch der bedeutendste Kahuna.

Da Jesus selbst Essener gewesen sein soll, kannte er also auch die Geheimnisse der Huna-Lehre. Er überlieferte dies aber nur seinen Jüngern, nicht jedoch dem Volk. Und somit steht über dieses Geheimnis nichts Konkretes in der Bibel. Es heißt: „... zum Volke aber redete er nur in Gleichnissen."

Dieses Urwissen, das von den Stämmen Israels, den Essenern, in alle Welt getragen worden ist, kam über Hawaii wieder zurück. Dort hat sich das Wissen in der ursprünglichen Form erhalten.

Die Huna-Lehre ist eine psychologisch-philosophisch-religiöse Weisheit. Hierbei bedient sich der Mensch konkret des Dialoges mit seinem Unterbewusstsein, oder auch dem Unteren Selbst (zu diesem Begriff später noch mehr in dem Kapitel „Die drei Selbst").

Huna kennt keine Dogmen. Huna kennt nur eine Sünde, das Getrenntsein vom eigenen Hohen Selbst, das Getrenntsein von Gott. Einzige Forderung: Nie verletzen, immer helfen!

Die Huna-Lehre nutzt einige leicht anwendbare geistige Werkzeuge, mit denen diese Lehre ohne Einweihung oder Lehrer praktisch und lebensnah ausgeübt werden kann. Der Kontakt mit seinem Hohen Selbst ist die Krönung dieser Tätigkeit. Der Mensch erwirbt damit in der Praxis innere Harmonie, Ausgeglichenheit und seelischen Frieden. Er wird frei von Ängsten, Depressionen und Zweifeln. Der Weg zu einer Verbesserung der Gesundheit wird frei. Huna ist somit einer der Wege zu Geistiger Heilung. Der Kontakt zu Mitmenschen wird positiv und konstruktiv. Durch die Beziehung zum Hohen Selbst kann eine natürliche tiefe Verbindung zu Gott erlebt werden. (Im Deutschen gibt es für den Begriff „Selbst" keinen Plural.)

Die Huna-Werkzeuge sind:

Das Untere Selbst

Dies ist ansprechbar und erziehbar, verantwortlich für viele Körperfunktionen und Träger aller Emotionen und des Gedächtnisses. Die Arbeit mit seinem Unteren Selbst führt zum Kontakt mit seinem Hohen Selbst, dem konkreten und realen Geistwesen, das wir auch als Schutzengel bezeichnen.

Das Untere Selbst ist Freund und Helfer, Wächter und Kumpel. Es besteht ein Vertrauensverhältnis gegenüber dem Mittleren Selbst, es ist Sitz der Emotionen und kann auch als Seele angesehen werden. Es lässt sich gerne mit einem Namen ansprechen, ist Sitz des Gedächtnisses, hat aber keinen Intellekt.

Im Gegensatz zur Psychologie und Psychiatrie lehrt Huna, dass das Untere Selbst ein selbstständiges und persönliches Geistwesen sei. Es ist nun Sache des Mittleren Selbst, das Untere Selbst, d. h. seinen eigenen Charakter, anzusprechen, um negative Charaktereigenschaften zu erkennen, anzuerkennen und in gemeinsamer Arbeit mit dem Unteren Selbst zu mindern und zu beseitigen.

Das Mittlere Selbst

Dies besteht aus dem physischen Körper, dem Ich. Es ist Führer, Lehrer, Berater und Tröster für das Untere Selbst. Es hat Verantwortung durch logisches Denken und Fleiß. Auch das Ego ist hier zu suchen.

Das Hohe Selbst

Dies ist die Verbindung vom Unteren Selbst mit Gott. Es ist die Lichtgestalt mit den Eigenschaften eines Führers, Begleiters und Beschützers, unseres Schutzengels. Ist Sitz der höchsten Weisheit, der Güte, Gnade und Liebe. Das Hohe Selbst ist ein spiritueller Geist, der alle Gebete und Wünsche erfüllt, solange sie für unser Wachsen gut sind. Der Kontakt zu unserem Hohen Selbst wird über die Aka-Schnur ermöglicht.

Das Hohe Selbst wird als Gottheit anerkannt. Der Mensch als Besitzer seines eigenen Hohen Selbst wird demzufolge als göttlich angesehen. Alle Hohen Selbst sind in einer Großen Gesellschaft der Hohen Selbst miteinander vereinigt.

Aka-Schnur

Die Aka-Schnur ist vergleichbar und auch identisch mit der sogenannten Silberschnur, dem Lebensfaden oder der Lebensschnur, wie sie oft in anderen Texten genannt wird, weil sie von hellsichtigen Personen wie ein silberfarbener Faden gesehen wird.

Diese Schnur ist die feinstoffliche Verbindung sowohl zwischen Menschen wie auch zwischen Mensch und Geistwesen wie den eigenen drei Selbst. Die Durchtrennung bedeutet den Tod, denn dann sind keine Kontakte zu den drei Selbst des Menschen mehr möglich.

Auch kann eine Verbindung über die Aka-Schnur zu einem anderen Menschen entstehen durch eine liebevolle Anrede, wenn ich z. B. sage: „Meine reine vollkommene Liebe gebe ich dir …", aber sie kann sich auch gegenüber Feinden herausbilden. Sie kann nicht abgeschnitten, jedoch stillgelegt werden. Da sie auch gegenüber Feinden besteht, ist nur ein Verzeihen der Schuld möglich.

Die Aufnahme von Mana

Mana wird vom Unteren Selbst aus der Nahrung, aus fließendem Wasser, von Bäumen, aus dem Sonnenlicht und ganz besonders durch bewusstes Atmen aufgenommen und in seinem Aka-Körper gespeichert. Mit Mana kann eine Heilung bewirkt werden, kann die Aufnahmefähigkeit aktiviert werden.

Die Transformation von Mana

Wird vom Mittleren Selbst die von ihm erzeugte Menge Mana an das Untere Selbst weitergereicht, so kann das Untere Selbst diese in ein höherwertiges Mana-Mana transformieren und an das Hohe Selbst weiterreichen. Das Hohe Selbst wird dann diese Energie als Mana-Loa zum Zwecke der Erfüllung einer Bitte oder Heilung an den richtigen Ort leiten.

In dem Bild „Huna-Begriffe" (S. 87, Abb. 1) habe ich die beschriebenen Huna-Begriffe in ihrem Zusammenhang und ihrer Funktion dargestellt. Das Bild wird verständlicher und einfacher, wenn das Untere Selbst nicht unten, sondern in der Mitte der drei Selbst dargestellt wird. Dann wird der Heilungsablauf, wie ich ihn im nächsten Abschnitt näher beschreibe, klarer.

Huna-Heilung

Huna geht davon aus, dass alle Hohen Selbst miteinander verbunden sind. Das kann man sich als eine netzartige Struktur vorstellen. Diese Tatsache halte ich für jegliche Heilungsarbeit von essenzieller Bedeutung. Es ist dann zu unterscheiden, ob für die Heilung ein Heiler, ein Kahuna zur Verfügung steht, oder ob der Patient eine eigene Heilung durchführt.

Ein Heiler leitet die Sitzung

Zuerst werden in einem Dreiergespräch zwischen Heiler, Patient und dessen Unterem Selbst die Ursachen für seine Erkrankung herausgearbeitet. Hierbei können Blockaden, seelische Leiden und symptomatische Krankheiten oft bereits durch Gesprächstherapie geheilt werden.

In einem weiteren Schritt richtet der Heiler ein Heilungsgebet an das Hohe Selbst des Patienten, in welchem ausschließlich die in positive Worte gefasste gewünschte Gesundheit des Patienten Grundlage ist. Der zu ändernde kranke Zustand des Patienten wird im Gebet nie formu-

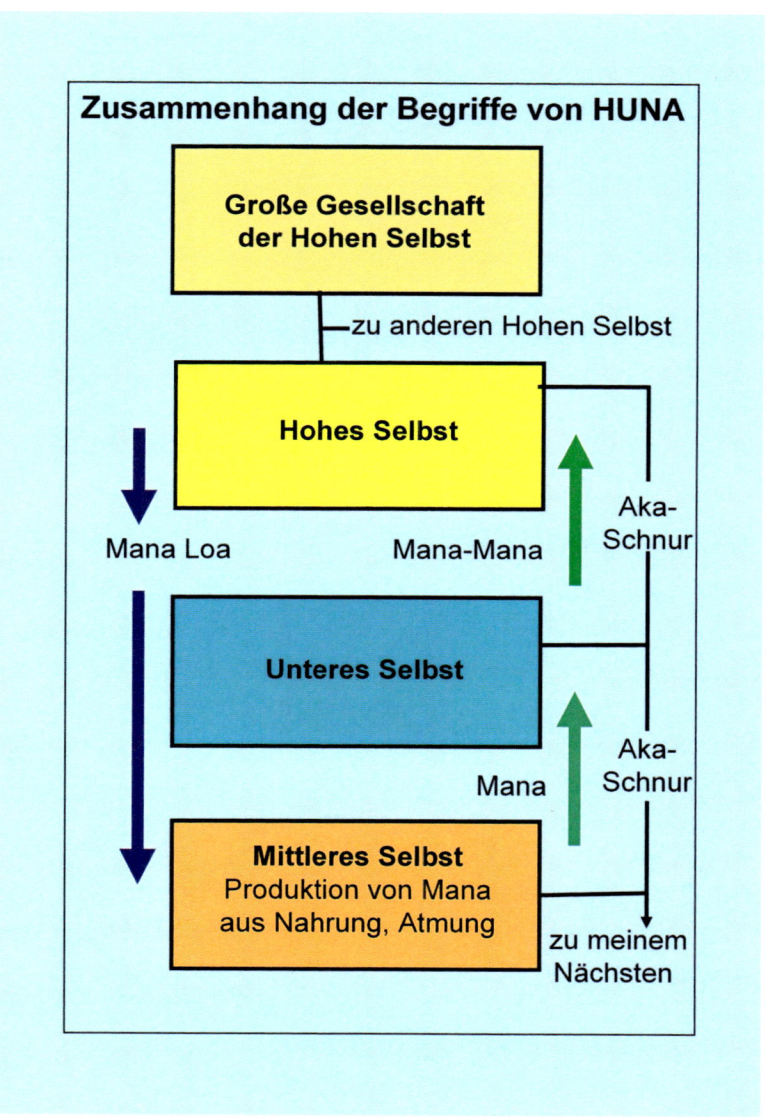

Abb. 1: Die Huna-Begriffe im Zusammenhang

liert! Auch Jesus sagte in diesem Sinne: „Betet, als ob ihr es schon empfangen habt."

Über die Aka-Schnur wird dabei eine große Menge von Mana als Gabe gereicht. Diese Energieladung wandelt das Hohe Selbst in eine hochgespannte Energieladung Mana-Loa um. Diese setzt es nun zur Heilung des Patienten ein, vorausgesetzt das Hohe Selbst ist damit einverstanden. Mana-Loa ist eine so hohe Energie, dass durch sie physische, d. h. organische Schäden des Patienten geheilt werden können. Es ist immer das Hohe Selbst des Patienten, das über dessen Befinden entscheidet, d. h. es trägt für die Heilung die Verantwortung.

Ablauf ohne Heiler

Bei einer Heilung ohne Kahuna muss vorausgesetzt werden, dass das Mittlere Selbst einen Kontakt zum Unteren Selbst herstellen kann und dass das Untere Selbst seinerseits den Kontakt zum Hohen Selbst aufbauen kann. Wenn dies der Fall ist, ist es prinzipiell der gleiche Ablauf, die Selbst des Heilers werden durch die eigenen Selbst ersetzt.

Der funktionelle Ablauf ist folgender:

Das Mittlere Selbst, der Verstand, will die Heilung herbeiführen und schickt dem Unteren Selbst eine angemessene Portion Mana über die Aka-Schnur.

Das Untere Selbst wandelt Mana in Mana-Mana und schickt diese hochtransformierte Energie an das Hohe Selbst, ebenfalls über die Aka-Schnur.

Das Hohe Selbst veranlasst von sich aus nun die Bitte zu erfüllen und schickt Mana-Loa an den betreffenden Ort, wo die Heilung erfolgen soll.

Hó oponopono ist ein Name, der seit einiger Zeit mehrfach in der Heilerwerbung auftritt und aus Huna hervorgegangen ist. Es ist ein spiritueller Reinigungsprozess und eine Art philosophische Heilarbeit. Diese besteht im Wesentlichen aus der Lösung von Blockaden und Vergebung, hauptsächlich Selbstvergebung. Hier wird also viel zur Überzeugung des Unteren Selbst beigetragen, was eine der Grundvoraussetzungen der Geistheilung ist.

Dieses Bild der Huna-Begriffe will ich als Grundlage verwenden und erweitern, um die allgemeine Funktion der Geistigen Heilung verständlich zu machen. Ich übernehme auch die Begriffe Unteres Selbst, Mittleres Selbst und Hohes Selbst für meine weiteren Ausführungen, weil diese sehr gut zu den behandelten Themen passen und auch in der Literatur verwendet werden.

Wir Menschen hier auf Erden sind als materielle Geistwesen zu verstehen. Von außen gesehen sind wir materielle Wesen, innen aber sind wir geistige Wesen. Das bedeutet, dass die Beziehung zwischen Körper, Geist und Seele sehr eng ist. Die Vorgänge im Körper werden intensiv von Geist und Seele beeinflusst. Zu den oft gemeinsam genannten Begriffen Körper, Geist und Seele ist die Zugehörigkeit zu den drei Selbst zu klären.

Der Körper ist nur die Hülle des Menschen. Der Geist ist das Mittlere Selbst und die Seele ist das Untere Selbst. Jeder Mensch ist darüber hinaus auch noch im Besitz eines eigenen individuellen Hohen Selbst. Dies wird oft als der Funke Gottes im Menschen oder als der göttliche Teil bezeichnet. Für diese drei Wesensarten oder Wesenheiten gibt es unterschiedliche Bezeichnungen, aber das sind nur andere Bezeichnungen für ein und dieselben Dinge.

Das Mittlere Selbst

Es wird auch als der Verstand, die Logik, das Denken, das Bewusste, das Ich, das Ego bezeichnet. Das Mittlere Selbst trägt unseren Vornamen, so wie ich mein Mittleres Selbst mit Hermann anspreche.

Zu diesem Mittleren Selbst zählt unser physischer Körper und der geistige Körper dieses Selbst. Es besitzt den Verstand als zentrales Organ und handelt demzufolge logisch. Das mittlere Selbst ist verantwortlich für unsere

Initiative, Willensstärke und unseren Fleiß im Leben. Über die Sinnesorgane Augen und Ohren nimmt es alle Ereignisse auf, bewertet diese auf logische Weise und lernt somit.

Das Mittlere Selbst hilft dem Unteren Selbst, wenn es um Entscheidungen geht, wo der Intellekt eine große Rolle spielt und wenn es nicht um Emotionen geht. Das Mittlere Selbst ist ein Berater und Helfer, weil es durch seinen Intellekt eine Situation erkennen kann, die zu Angst, Stress, Zweifel oder Verzweiflung geführt hat. Durch diese Erkenntnis kann das Mittlere Selbst dem Unteren Selbst die Situation erklären und helfen.

Im Mittleren Selbst entsteht durch den Willen der Wunsch und die Initiative, über das Untere Selbst einen Kontakt zum Hohen Selbst aufzubauen und diesen auch zu pflegen. Dieser Kontakt zum Hohen Selbst ist für die Erfüllung von Bitten um Heilung und Ähnlichem ganz wesentlich. Das Mittlere Selbst ist dann verantwortlich für die Auswahl, Charakterisierung und Formulierung von Wünschen und Gebeten.

Das Untere Selbst

Die verschiedenen Bezeichnungen sind: das Unterbewusstsein, das Unbewusste, das Unterbewusste, das Bauchbewusstsein, das Bauchgefühl und das Innere Kind.

Unser Unteres Selbst ist ein selbstständiges Geistwesen, hat eine eigene Persönlichkeit und ist somit ansprechbar und erziehbar. Das Verhalten des Unteren Selbst ist vergleichbar mit einem Kind, daher auch die Bezeichnung Inneres Kind. Es freut sich, wenn wir mit ihm Kontakt aufnehmen. Wir können ihm auch einen Namen geben; über einen schönen Kosenamen würde es sich sicher freuen. Auch ich spreche mein Unteres Selbst mit einem von mir selbst erwählten Namen an.

Weiterhin ist es vergleichbar mit einem Autopiloten für unseren Körper. Es steuert alle automatischen Körperfunktionen.

Die Ausdrucksform und die Persönlichkeit, die dieses Wesen sein ganzes Leben lang darstellt, wird bereits in den ersten Lebensjahren grundlegend anerzogen und geprägt. Es kann als Summe der elterlichen Erziehung, der schulischen Ausbildung und des weiteren Umgangs beschrieben werden. Hier kommt ein bekanntes Sprichwort zum Tragen, das ich für diesen Fall abändern möchte: „Was Hänschen lernt, vergisst Hans nimmermehr." Dies ist eine wesentliche Tatsache, die immer zu beachten ist, wenn es um das Verhalten des einzelnen Menschen geht.

Das Untere Selbst arbeitet mit Bildern, mit Gefühlen und mit Eindrücken, die es irgendwann einmal erfahren hat und speichert diese als Vorlagen für spätere Entscheidungen ab. Das ist zwar meist nicht logisch, aber so arbeitet nun mal unser Unteres Selbst. Aus diesen gespeicherten Eindrücken entstehen Emotionen, die uns dann entsprechend handeln lassen.

Bitte beachten!

Eine einmal gemachte Erfahrung, die mehr oder weniger beeindruckend war, merkt sich unser innerer Kollege. Und wenn dieser Eindruck eine Täuschung war, ein Schmarren, wie man in Bayern sagt, egal, das wird eine Entscheidungshilfe, eine Vorlage für später sein. Und wenn wir uns von einem solchen Schmarren beeindrucken lassen und dann sogar noch daran glauben, dann entscheiden wir bei unzählig vielen Lebenssituationen aufgrund dieses Schmarren-Eindruckes.

Wenn Ihnen einmal beigebracht wurde, dass es so etwas wie einen Gott nicht gibt, werden Sie meist lebenslang ein Atheist sein. Es wird viel Arbeit und Kraft erfordern, einen solchen Menschen von Gott dauerhaft zu überzeugen. Es bedarf eines größeren Eindruckes, der lautet: „Es gibt wirklich einen Gott", der den alten Eindruck „Ich bin Atheist" löscht. Aus solchen Eindrücken entsteht der Glaube, der sich dann auch im Mittleren Selbst festsetzt und dauerhaft sich auswirkt.

Das Hohe Selbst

Die verschiedenen Bezeichnungen sind: das Hohe Selbst, das Christusbewusstsein, das Über-Ich, das Überbewusstsein, der Schutzengel, das Überbewusste, der göttliche Funke.

Was macht das Hohe Selbst?

- Es ist eine eigenständige Wesenheit, die sich des göttlichen Ursprungs bewusst ist.
- Das Hohe Selbst ist der göttliche Botschafter in uns.
- Es verbindet uns mit dem göttlichen Bewusstsein der Urquelle, mit Gott.
- Es liebt uns bedingungslos und wartet auf unsere Bitten, damit es uns diese erfüllen kann.

- Es kennt detailliert alle von uns ausgeführten Schritte.
- Es ist eine Institution des Universums.
- Es ist als Schutzengel, väterlicher Freund, Beschützer, als Führer und weiser Lehrer zu verstehen.

Das Hohe Selbst aller Wesen existiert auf einer Ebene, wo alle Wesen zu einem einzigen Höchsten Bewusstsein verflochten sind. Dein Hohes Selbst ist mit einer Quelle der Kraft und göttlicher Weisheit, mit der reinen Energie des Universums verbunden, die weit über die Möglichkeiten des Verstandes hinausgeht.

In der Kabbala taucht der Begriff Hohes Selbst vielfach auf. Im Lebensbaum der Kabbala ist das die Sefira Tiferet.

Die Beschreibung zu Tiferet, wie diese auch aus meinen Kabbala-Lebensanalysen zu entnehmen ist, lautet: die Schönheit, die Milde, die innere Sonne. Diese Sefira stellt ein Gleichgewicht in der Mitte des Lebensbaumes dar. Tiferet stellt auch das Christusbewusstsein, das Hohe Selbst dar. Dieses hohe Bewusstsein ist der Teil in uns, der uns direkt mit der höchsten Quelle verbindet (siehe auch im Kapitel „Kabbala").

Heilungsbitten an verstorbene Personen

Wenn wir ein Gebet oder eine Bitte an eine nicht mehr lebende Person richten, dann richten wir im Endeffekt diese Bitte an das Hohe Selbst dieser Person. Diese Person kann eine Heilige oder ein Heiliger sein oder wie im Falle der Wallfahrtskirchen die Mutter von Jesus, Maria, oder auch eine andere Person, die zu Lebzeiten Besonderes getan hat, so wie Bruno Gröning oder viele andere.

Bei den Geschichten aus der Bibel ist das alles ja klar, denn hier war Jesus, der das Hohe Selbst verkörperte, ja höchstpersönlich anwesend.

Das Hohe Selbst ist unsterblich, somit ist auch der Weg zu Gott immer möglich und immer offen. Wir sind mit Gott verbunden, wenn wir mit dem Hohen Selbst verbunden sind. Deshalb ist es für unser Wohl von Vorteil, mit dem Hohen Selbst in Verbindung zu sein.

Unser hohes Selbst, das wir auch Schutzengel nennen können, passt auf uns auf, damit wir nicht von unserem Lebensweg abkommen. Es erfüllt alle unsere Wünsche und Gebete, sofern es diese für gut erachtet und diese in unseren Lebensplan passen. Es wird nie eingreifen, wenn wir auf dem richtigen Weg sind. Sobald wir aber davon abweichen, begegnen uns kleine Zwischenfälle wie Krankheiten, die uns dann wieder auf unseren Weg bringen sollen (siehe auch das Energiebild in der Kabbala-Lebensanalyse, S. 177).

Bei größeren Fehlern oder wenn wir in Gefahr für Leib und Seele sind, darf das Hohe Selbst eigenständig eingreifen und uns mit allen ihm zur Verfügung stehenden Mitteln helfen. Das sind dann die Fälle, wenn Außenstehende sagen: „Da hast du aber einen tollen Schutzengel gehabt."

Die Dreifaltigkeit des Menschen

Gott, so wird uns von der Kirche gelehrt, ist ein dreifaltiger Gott. Wenn nun der Mensch das Ebenbild Gottes ist, dann muss auch der Mensch dreifaltig sein. Ich verstehe unseren Gott, den Einen, weniger als „Vater, Sohn und Heiligen Geist", sondern vielmehr als „Vater, Mutter und Göttliches Sein", wie er auch in der Kabbala beschrieben wird. Es ist nun tatsächlich so, der Mensch besitzt nicht nur den physischen Körper, sondern auch einen Vitalkörper. Der physische Körper geht nach dem Tod des Menschen ins Grab und löst sich auf. Der Vitalkörper ist mit dem physischen Leib zu Lebzeiten durch die sogenannte Silberschnur verbunden. Bei Huna wird diese Verbindung Aka-Schnur genannt. Dieser Vitalkörper ist dreifach gestaltet und besteht aus den drei Körpern Unteres Selbst, Mittleres Selbst und Hohes Selbst.

In der Literatur treten in diesem Zusammenhang weitere Begriffe auf wie Aura, Ätherkörper, Astralkörper, Emotionalkörper, Mentalkörper und die Chakren. Es gibt hierzu jedoch mehrere Ansichten, wie der geistige oder spirituelle Körper des Menschen aussieht, wie er aufgebaut ist und wie die verschiedenen Begriffe zusammenhängen. Es hängt immer davon ab, was der Verfasser beschreiben will.

Ich will hier die Funktion der Geistigen Heilung beschreiben und ihnen näherbringen. Doch zuvor will ich zum besseren Verstehen diese drei Selbst als Bild darstellen.

Dazu habe ich das Bild „Die Dreifaltigkeit des Menschen" (S. 97, Abb. 2) entworfen.

Der innere Teil stellt den physischen Menschen dar. Im Kopf ist das Gehirn, unser Denkapparat, aufgeteilt in den logischen Teil, der die linke Hälfte des Gehirns ausmacht und den intuitiven rechten Teil, der für die Gefühle verantwortlich ist. Diese Gefühle werden auch als Bauchgefühl bezeichnet, deshalb die hier gewählte Darstellung.

Das Untere Selbst, das Unterbewusstsein, als hellblau gefärbtes Ei dargestellt, umschließt den physischen Körper und ist ein genaues Abbild dessen. Von ihm eingeschlossen sind die Chakren, die sieben Energiezentren

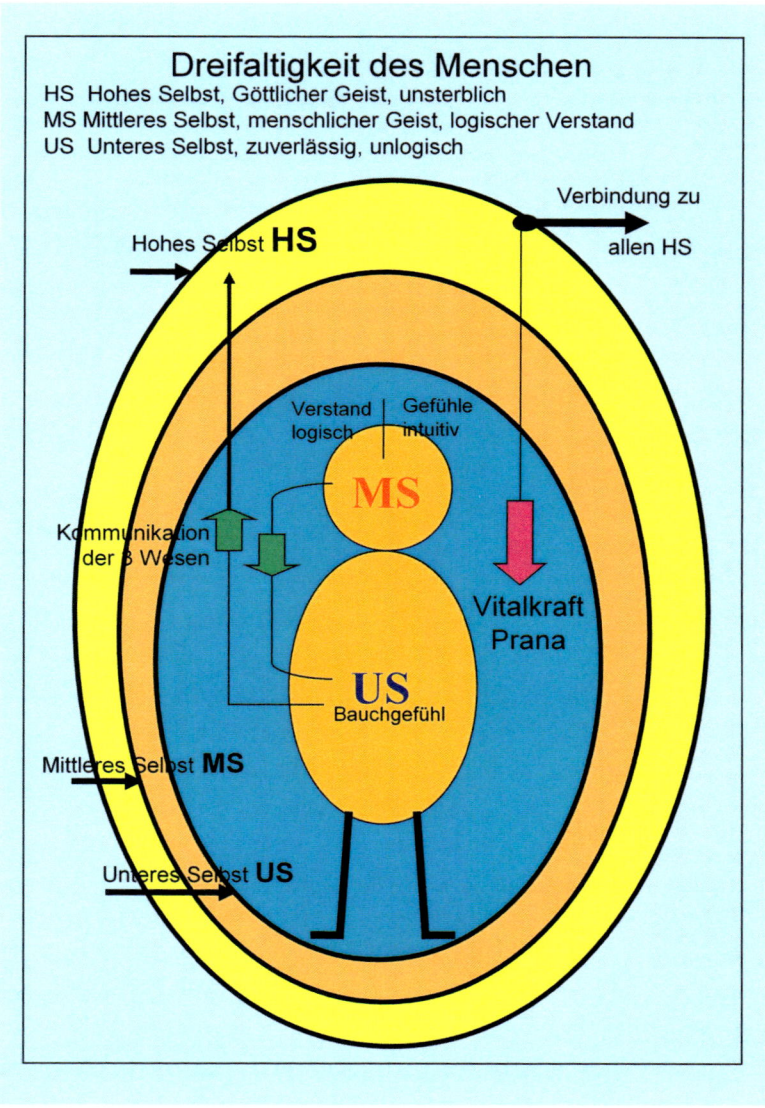

Abb. 2: Die Dreifaltigkeit des Menschen

unseres Körpers. Es dient als Schaltzentrale zwischen der Seele und dem materiellen Körper. Diese Schicht beherrscht unsere DNS, den Speicher unserer Erbinformationen.

Hellsichtige Personen nehmen das Untere Selbst als ein glitzerndes Lichtnetz aus feinen hellblauen bis grauen Energielinien wahr, die sich über den Körper ziehen. Das Untere Selbst ist als Sitz für die Erinnerungen und Emotionen bekannt.

Das Mittlere Selbst, das hellbraun dargestellte Ei, umschließt das Untere Selbst und den darin sich befindenden physischen Körper. Beide zusammen sind der sterbliche Teil des Menschen.

Das Mittlere Selbst ist der Teil des Menschen, der sich seiner Existenz bewusst ist und die Fähigkeit besitzt, logisch zu denken. Ihm ist der freie Wille gegeben, zusammen mit dem Unteren Selbst ganz nach Wunsch zu erschaffen und kreativ zu sein.

Das Hohe Selbst, das gelb dargestellte Ei, ist der göttliche Botschafter, unser Schutzengel, der uns mit dem göttlichen Bewusstsein der Urquelle allen Seins, Gott, in uns verbindet. Es ist das Lichtwesen, die Höchste Instanz, der göttliche Funken in uns. Das Hohe Selbst, auch Christusbewusstsein genannt, ist unsterblich.

Dieses Wesen erschafft aus den Gedanken, Hoffnungen und Ängsten des Mittleren und des Unteren Selbst unsere Zukunft. Durch unser Hohes Selbst sind wir dauerhaft mit Gott verbunden.

In der Bibel, bei Johannes, Kapitel 14 steht im Zusammenhang mit dem oben Beschriebenen sehr Interessantes. Es ist das Kapitel, wo Jesus den Weg zum Vater beschreibt. Thomas, der das Gesagte noch nicht verstanden hatte, fragt nach und Jesus sagt zu ihm: „Ich bin der Weg und die Wahrheit und das Leben; niemand kommt zum Vater denn durch mich."

Dieser beschriebene Weg ist nichts anderes als der Weg zur Heilung, zum Vollkommensein. Es ist der Weg über Christus, ich meine hier nicht die Person Jesus, sondern das geistige Wesen Christus mit dem innewohnenden Christusbewusstsein.

Auch aus dem Lebensbaum in der Kabbala (siehe hierzu das Kapitel „Die Kabbala", S.154) ist dieser Weg sehr deutlich zu erkennen. Die in der Bibel, in der Kabbala und die von mir beschriebenen Wege zur Heilung, zum Heil sind demnach identisch und glaubhaft. Diese drei Körper, die drei Selbst des Menschen, sehe ich als die Dreifaltigkeit des Menschen an; diese führt ihn zum Heilsein.

Nach welchen eigenen Gesetzen verläuft geistiges Heilen? Welches sind die, allen spirituellen Heilmethoden zugrunde liegenden, Gemeinsamkeiten?

Diese Fragen, die mich so viele Jahre beschäftigte, will ich nun darstellen und erklären. Bisher habe ich in diesem Buch die verschiedenen Heilungsarten beschrieben. Meine Behauptung ist nach wie vor: Es kann nicht sein, wie viele Heiler und Gurus behaupten, dass nur ihre Definition von Heilung die einzig wahre ist. Ich will mir nicht anmaßen, dass meine Überlegungen keine Ecken und Kanten hätten. Sie sollen jedoch dazu beitragen, von den vielen einzelnen, oft sonderbaren Beschreibungen wegzukommen zu einer für alle verständlichen und akzeptierten Definition der Geistigen Heilung.

Die zuvor beschriebenen Heilungsarten sind für sich betrachtet alle in Ordnung, sie funktionieren. Um nun etwas Gemeinsames herauszuarbeiten, was zur Erklärung aller Geistheilungen führt, habe ich viele Vorgehensweisen bei Heilungen betrachtet. In der Bibel, bei Bruno Gröning, in der Huna-Lehre, in der Kabbala und in anderen Berichten aus Büchern und aus der Presse fand ich die wesentlichen Beschreibungen. Aber auch bei den anderen Arten von Heilungen sind die Beschreibungen ähnlich, wenn auch mit anderen Worten.

Ich habe viele Jahre, wenn ich einen etwas ausführlicheren Bericht über eine Geistige Heilung zu lesen bekam, diesen nochmals und auch genauer gelesen und mich immer gefragt, ob diese Heilung in mein Funktionsbild passt. Ich habe keinen einzigen Bericht gefunden, der nicht dazu passte. Aus diesem Grunde kann ich behaupten, dass alle Geistigen Heilungen nach diesem Bild ablaufen.

Vergleichen Sie die folgende Beschreibung mit dem Bild „Funktion einer Geistigen Heilung" (S. 102, Abb.3).

Ich beschreibe den folgenden Ablauf in der Art, als ob Ihr Körper geheilt werden soll. Zu den verschiedenen Themen der Geistheilung sind Sie völlig offen und keinesfalls abgeneigt. Welche körperlichen oder geistigen Beschwerden in diesem Falle zu heilen sind, ist Ihnen voll und ganz bewusst, eine medizinische Diagnose oder das Wissen, wie die Krankheit sich nennt, ist jedoch ohne Bedeutung. Diese Beschwerden wollen Sie aus vielerlei Gründen beseitigen, weil Sie Schmerzen haben oder weil andere Umstände Sie im Alltag behindern. Der Körper ist im Bild nur schematisch als braunes Oval unten dargestellt. Die Art der Darstellung der drei Selbst ist mit der Darstellung im Bild „Die Dreifaltigkeit des Menschen" identisch.

Sie haben sich über Geistige Heilung informiert, haben von einer Bekannten oder von Freunden gehört, dass diese selbst eine gute Erfahrung mit Geistheilung gemacht haben. Oder Sie haben aus der Zeitung von einem Vortrag oder einer Veranstaltung gelesen und sind dort hingegangen. Oder Sie haben einen überzeugenden Heilungsbericht einer anderen Person gelesen und sind nun geneigt, es zu versuchen. Wie dem auch immer sei, jedenfalls sind Sie vom Verstand her überzeugt und guten Willens, sich der Geistheilung anzuvertrauen. Mit einer Einstellung von „Nur mal schauen" oder aus Neugierde wird das Vorhaben aber nicht zum Erfolg führen.

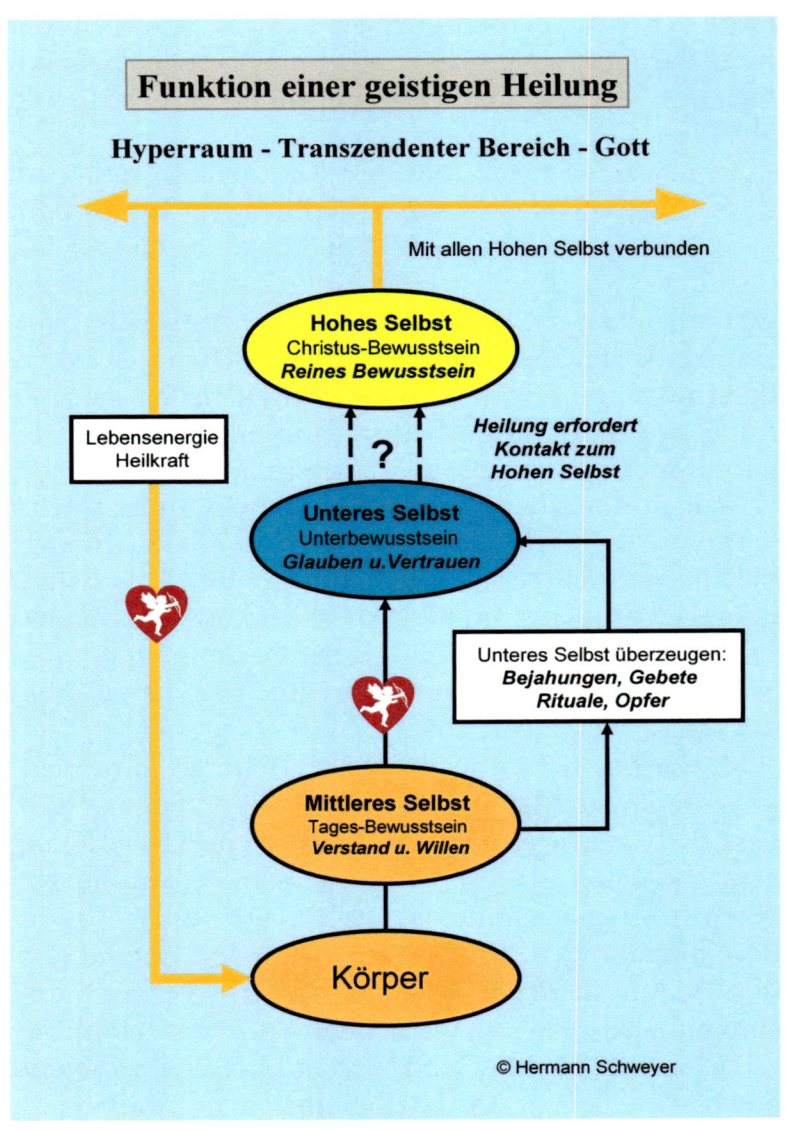

Abb. 3: Die Funktion einer geistigen Heilung

Je nachdem, aus welcher Quelle das Angebot einer Heilung kommt, so sind auch die unterschiedlichsten Dinge als Voraussetzung gefordert. Das kann alles Mögliche von einfachen Gebeten bis zu kostspieligen Einweihungen sein. Das liegt einzig und allein in Ihrer Entscheidung. Das alles kann aus meiner Sicht aber niemals eine Vorschrift sein, wenn auch eine geistige Reinigung bei allen geistigen Heilungsrichtungen vorgesehen ist. Diese kann aber nie Verpflichtung sein, sondern ist immer freiwillig. Wenn Sie den Satz „Immer helfen und niemanden verletzen" im Leben befolgen, ist schon viel an geistiger Reinheit getan. Das unbedingt Nötige zu Beginn der Heilung ist die „Reine Absicht". Hier meine ich eine liebevolle Absicht dem Schöpfer gegenüber ohne irgendwelche hinterlistigen Gedanken.

Nun geht es daran, sich ein Bild vorzustellen, was der Heilungsvorgang bewirken soll. Ja, Heilung, natürlich, werden Sie denken, aber wie soll das Ergebnis denn genau aussehen. Es ist die genaue Formulierung des Herzenswunsches nötig. Wie sieht der Herzenswunsch im Hinblick auf den vorliegenden geistigen Heilungsvorgang aus. Malen Sie sich das schönste und wunderbarste Bild von Ihrer Zukunft aus, farbenfroh und paradiesisch. Weitere Details sind dem Kapitel „2. Positive, bildhafte Bitten" zu entnehmen.

Dieses Bild, den Herzenswunsch, wollen Sie anschließend Ihrem geistigen Wesen, dem Unteren Selbst, als hellblaues Oval dargestellt, mit Ihrer Heilungsbitte übergeben. Aber hier ist eine Schwierigkeit, es ist die Frage, haben Sie jemals schon mit Ihrem „Schorschi", mit Ihrem Unteren Selbst gesprochen und Kontakt aufgenommen? Kennt es Sie? Wenn nicht, dann dauert es mit Geistheilung noch eine Weile. Geben Sie ihm in einer Meditation einen netten Namen und lernen Sie es kennen. Es ist Ihr Inneres Kind, Literatur darüber gibt es zur Genüge. Im Weiteren nenne ich das Untere Selbst einmal „Schorschi", um die Wichtigkeit eines persönlichen Kontaktes hervorzuheben, weil ein freundschaftliches, kumpelhaftes und unkompliziertes Verhältnis die besten Ergebnisse liefert. Mein Schorschi hat natürlich einen anderen Namen, aber diesen möchte ich lieber für mich behalten.

Ist die obige Frage gelöst und Sie wollen anschließend in einer Meditation Ihrem Schorschi die Heilungsbitte mit Ihrem Herzenswunsch übergeben, so kann Schorschi sich vielleicht denken: „Ein schönes Bild hast du mir da geschickt, aber was soll ich damit machen und von Geistheilung, wie du sagst, bin ich nicht überzeugt und habe noch nie was Beeindruckendes darüber vernommen." Und schon kann wieder Ende mit Heilung sein.

Jetzt ist die Überzeugung und die Beeindruckung des Unteren Selbst von größter Wichtigkeit. Nun sind alle möglichen und auch unmöglichen Dinge und Vorgänge angesagt, die Schorschi veranlassen, tief beeindruckt zu sein. Schorschi soll am Ende sagen können: „Das hat mich überzeugt, nun hast du ein großes Opfer dargebracht, nun bist du würdig, Heilung zu erhalten." Diese Überzeugungen können unterschiedlicher Art sein. Das kann ein einfaches kurzes Gebet sein, aber auch stundenlange Gebete wie während Wallfahrten. Bejahungen und Affirmationen, die über eine längere Zeit angewendet werden, sind hierbei zu nennen. Oft ist Schorschi in wirklichen Notsituationen, wenn es lebensnotwendig zu sein scheint, spontan und ohne lange zu zögern bereit, den Heilungsvorgang oder die momentan nötige Hilfe einzuleiten.

Rituale, wie ich diese weiter vorne beschrieben habe, sind oft sehr überzeugend für Schorschi, obwohl manches als Unsinn erscheinen mag. Sie wissen aber doch, dass Schorschi nicht logisch arbeitet und sich gerne etwas vorgaukeln lässt, was er dann aber hartnäckig verteidigt und als Vorgabe für alle weiteren Entscheidungen verwendet. Opfergaben, seien sie einfach oder auch sehr kostspielig, werden gerne registriert. Wenn ich dann aber sehe, welche Qualen sich manche Menschen auferlegen, um das sogenannte Heil und die Vergebung von ihren (nicht begangenen) Sünden zu erlangen, frage ich mich schon, ob das wirklich alles notwendig ist.

All diese Dinge prägen etwas ganz Wichtiges, nämlich den Glauben und das Vertrauen. Ja welchen Glauben denn, Glauben an was? Ich sage das jetzt etwas provozierend: Jeder Schmarren, von dem Schorschi überzeugt ist, wird letztendlich zum Glauben. Und das ist die Ursache so vieler Irrtümer, menschlicher Irrtümer. Also immer aufpassen, welche Geschichten man Ihnen andrehen will.

Aber nun haben Sie das meiste getan, um Schorschi zu überzeugen, dass Ihre angestrebte Heilung auch von ihm akzeptiert wird. Dieses Akzeptieren ist das Ausschlaggebende bei der Geistigen Heilung, das ist der sogenannte Knackpunkt. Der Erfolg einer Geistigen Heilung ist von der Überzeugung, vom Glauben des Unteren Selbst abhängig. Nur wenn das Untere Selbst von etwas, das auch etwas Beliebiges sein kann, das jedoch eng mit der Heilung zusammenhängt, überzeugt ist, stellt es den unbedingt notwendigen Kontakt zum Hohen Selbst, als goldgelbes Oval dargestellt, her. Nur dann kann Heilung geschehen. Dies soll das große Fragezeichen im Bild darstellen.

Jetzt beginnt der eigentliche Teil einer Geistheilung. Sie begeben sich in die Meditation, hören meditative oder klassische Musik oder auch gar nichts, auch eine CD mit einem Vortrag über ein spirituelles Thema ist gut. Sie machen sich ein Bild Ihres Herzenswunsches, formulieren Ihre Bitte, laut oder leise, und geben beides an Schorschi weiter. Schorschi ist ja selbst überzeugt von der Wichtigkeit der Heilung und gibt die Bitte an das Hohe Selbst weiter. Aktiv können Sie nun nicht viel mehr tun. Passiv sollten Sie weiterhin in der Meditation verweilen und vertrauensvoll die Heilung erwarten.

Nun ist es wesentlich, dass keine anderen Gedanken als die Heilungsbitte mit dem Herzenswunsch die Heilung unterbrechen. Da bei Gott und beim Hohen Selbst keine Zeit in unserem Sinne existiert, findet Gottes Zeitplanung dann statt, wenn ewig eine Minute dauert. Das heißt, dass wir den Zeitpunkt der Heilung nicht selbst bestimmen können, sondern dass wir den richtigen Zeitpunkt einfach abwarten müssen.

Die Bitte wird nun vom Hohen Selbst entgegengenommen und sozusagen bearbeitet. Durch eigene Entscheidungen des Hohen Selbst kann die Bitte verändert werden, das ist dann die Bedeutung von „Dein Wille geschehe". Der Herzenswunsch wird in Lebensenergie gewandelt, das ist Prana, Chi oder ganz einfach der Heilstrom, und wird Ihnen zurückgesandt. Dieses Bild Ihrer Heilung sollten Sie schon einige Zeit sich deutlich vorstellen, in etwa wie die Heilenergie den Körper durchflutet, die Zellen neue Information und neue Energie erhalten und die Heilung nun beginnt und weiter fortschreitet. Das alles in einer vertrauensvollen Erwartungshaltung, als ob es schon geschehen sei.

Durch die Chakren des Bittstellers werden die neuen Heilungsinformationen aufgenommen. Darin ist der Herzenswunsch wieder enthalten und der Körper kann genesen. Aus diesem Grund ist es unbedingt nötig, den Herzenswunsch sich durch die bildhafte Vorstellung des Geheiltseins zu erschaffen. Sie wollen doch sicher nicht, dass die alte Krankheit wieder zurückkommt.

Bei der Aufnahme von Lebensenergie, von Heilkraft, ist die Tatsache von Nutzen, dass der Fluss von Vitalkraft ein prickelndes Gefühl erzeugt. Dieses prickelnde Gefühl zeigt an, dass das Untere Selbst die Bitte befolgt und Kontakt mit dem Hohen Selbst geschaffen hat.

Den Kontakt zum Hohen Selbst herzustellen ist das Ziel bei der Geistheilung. Nun kann mit dem gewünschten Geistwesen intuitiv gesprochen werden. Das kann der eigene Schutzengel sein, eine angebetete Heilige, das Hohe Selbst einer verstorbenen Person wie z. B. Bruno Gröning, der Meister Jesus oder Gott selbst, denn dies alles ist Gott.

Stufen einer Heilung

1. Vergeben, geistliche/geistige Gesetze beachten, z. B. „Nie verletzen, jedem helfen"

2. Positive, bildhafte Bitten, Bejahungen, göttliche Ordnung

3. Überzeugung des Unteren Selbst, Glauben

4. Kontemplation, Meditation, Entspannung; in empfangender Haltung

5. Loslassen, geistige Kräfte wirken lassen, „Dein Wille geschehe"

6. Das Licht, die Heilkraft aufnehmen

7. Danken für die erhaltene Lebenskraft

1. Vergeben

Wenn man als Fußgänger mal eine fremde Person versehentlich anrempelt, ist das meist nicht schlimm, man sagt „Entschuldigung" oder „Verzeihen Sie" und die Sache ist erledigt. Es gibt jedoch viel größere und schlimmere Dinge, die eine Verzeihung nötig hätten. Das sind meistens eigene Bekenntnisse von Schuld und Angst, die sich im Unterbewusstsein festgesetzt haben. Dazu habe ich eine Geschichte aus dem Bruno-Gröning-Kreis erfahren: Eine Frau hatte einen schweren Verkehrsunfall. Der Unfallverursacher war nach dem geltenden

Recht eindeutig schuld. Die Frau wurde dabei schwer verletzt und war danach querschnittsgelähmt im Rollstuhl. Das blieb sie so lange, bis sie sich innerlich überwunden hatte, dem schuldigen Autofahrer zu verzeihen. Nachdem sie ihm innerlich verziehen hatte, konnte sie innerhalb kurzer Zeit den Rollstuhl wieder verlassen. Eine persönliche Aussprache kam nie zustande.

Was hatte in diesem Fall die spontane Heilung ausgelöst?

Das Unterbewusstsein der Frau war vermutlich der Meinung: „Da ist meine Herrin doch selber schuld, was muss sie auch an einem solchen Tag und genau zu dieser Zeit mit dem Auto durch die Gegend fahren, da kann ich nicht helfen, und der arme Mann trägt die ganze Schuld." Eine solche fehlgeleitete Fixierung oder falsche Interpretation der Ursache ist dann der Grund, dass Heilungen nicht erfolgen können, weil das Untere Selbst dies blockiert. Und nun hat die Frau dem vermeintlich Schuldigen seine vermeintlich große Schuld vergeben. Das Untere Selbst ist zufriedengestellt und ist bereit, den Kontakt zum Hohen Selbst herzustellen und eine Heilung einzuleiten.

2. Positive, bildhafte Bitten

Im Bild „Funktion einer Geistigen Heilung" habe ich den sogenannten Herzenswunsch als Amor dargestellt. Diesen Wunsch sich genau vorzustellen ist eine wichtige Aufgabe bei der Geistheilung.

Als Erstes muss man wissen, wie das Unterbewusstsein arbeitet. Wie aus Huna bekannt ist, ist das Untere

Selbst ein eigenständiges, oft auch eigensinniges Geistwesen. Es arbeitet nur mit Bildern und bildhaften Vorstellungen, aber keinesfalls mit Texten. Eine Bitte oder ein Gebet in der Form wie „Bitte, lieber Gott mach, dass ich nicht mehr krank bin" ist völlig unwirksam und kann oft das Gegenteil bewirken. Wenn also das Unterbewusstsein nur mit Bildern arbeitet, wie sieht dann das Bild dieser Bitte aus. Ich will es mal beschreiben: Ich, in der Mitte des Bildes, bin von bösartigen und wilden Geistern umgeben (das ist das Bild der Worte „ich" und „krank"). Das Wort „nicht" macht höchstens einen kleinen Strich durch das Bild. Und die Bitte an Gott, wenn sie akzeptiert wird, wird an das Hohe Selbst weitergeleitet. Und nun frage ich Sie, kann so Ihr Herzenswunsch aussehen? Sicher nicht! Also denken Sie sich unbedingt etwas Schöneres aus. Wie wär's ganz einfach mit „Danke, lieber Gott, für meine Gesundheit".

Formulieren Sie eine Bitte korrekt und genau. Worte wie eventuell, vielleicht, eigentlich u. ä. sind zu vermeiden, weil das Untere Selbst oft seine eigene Anschauung zu solchen Begriffen hat. Die Bilder, die sich aus den Bitten ergeben, müssen aussehen, als ob die Bitte bereits erfüllt ist. Wie bei einem Hausumbau, wenn Sie dem Architekten und den Handwerkern ein Bild geben, wie es fertig aussehen soll; damit können diese Leute etwas anfangen und das Haus wird, wie Sie sich das vorgestellt haben. Mit einem alten Bild von einem maroden Haus kann niemand etwas anfangen.

Wünsche drücken oft einen Mangel aus, was ebenso zu vermeiden ist. Seien Sie Ihr eigener Schöpfer und definieren Sie eindeutig und klar, was Sie wollen. Das Untere Selbst und das Hohe Selbst, Sie können auch

Universum sagen, reagieren darauf genau. Ein Sprichwort: „Sei vorsichtig mit Wünschen, sie könnten in Erfüllung gehen."

Dass Bitten oder Gebete, und seien sie noch so einfach, ihre Wirkung haben, wird vielfach bezeugt. Es kommt immer auf die Formulierung der Bitten an. Die Länge eines Bittgebetes ist nicht von Bedeutung, auf den Inhalt kommt es an. Ich bin sehr für kurze Formulierungen, wie es schon mein früherer Stadtpfarrer, von dem ich weiter vorne berichtete, einmal sagte: „In der Kürze liegt die Würze."

Es geht im Wesentlichen um die Überzeugung des Unterbewusstseins. Wenn Sie nun stundenlang diesem Geistwesen Dinge erzählen, die es doch schon längst weiß, dann wird es auch ihm langweilig, genauso wie Ihren Mitmenschen, wenn Sie immer wieder von Ihren Sorgen berichten. Genau so hört dann auch Ihr Unterbewusstsein nicht mehr zu, denkt nicht an Ihre Bitte und meint: „Lass den alten Labersack doch quatschen." Solches Gerede ist sehr oft der Grund, warum Bitten nicht erhört werden. Kurze, präzise Formulierungen, die eine Definition von Lebensfülle und Lebensfreude beinhalten, sind erfolgreicher als alle anderen.

Wenn wir zurückschauen zu Bruno Gröning, dann haben wir aus dem dortigen Erfolgsbericht erfahren, dass der Person geraten wurde, ihre Krankheit wegzuwerfen. Sie soll ihre Krankheit nicht mehr nach Hause zurückbringen. Die Person legte ihre Krankheit gedanklich auf den leeren Platz. Wir müssen uns immer vorstellen, wie das Untere Selbst daraus ein Bild macht. Wie schaut das Bild dieser Bitte aus: „Ich lege die Krankheit auf den leeren Stuhl daneben und gehe gesund nach Hause." Das ist doch ein überzeugendes Bild: Das Übel einfach liegen lassen und heimgehen. Es hat ja auch funktioniert.

Es ist also ganz wichtig, sich vorzustellen, wie das Bild der Bitte aussieht. Man muss sich den erbetenen Zustand visionär vorstellen. So, als ob er bereits Wirklichkeit sei.

3. Überzeugung des Unteren Selbst

Bei allen Arten von Geistheilung ist es unbedingt erforderlich, dass das Untere Selbst mit dem Hohen Selbst Kontakt aufnimmt und so die Bitte um Heilung weiterreicht. Durch irgendeine, fast beliebige Art und Weise muss das Untere Selbst beeindruckt sein und zur Mitarbeit bereit.

Wie wir wissen, ist das Untere Selbst unlogisch. Zur Aufnahme von Informationen stehen ihm die verschiedensten Wege zur Verfügung. Das Untere Selbst verlässt sich dabei mehr auf seine eigenen Sinne als auf sonst etwas. Es ist immer ein wenig zurückhaltend gegenüber allem, was ihm vom Verstand an Informationen gegeben wird. Denn oft schon hat es erfahren müssen, dass diese Mitteilungen nicht immer richtig sind. Vielleicht hat sich der spielerische Verstand als kleines Kind einmal gesagt, und hier denke ich an meine eigenen Kinder, es müsse doch herrlich sein, in einem großen Karton die Treppe hinunterzurutschen. Gedacht, getan und es ging mehrere Male gut. Aber beim letzten Mal verhakte sich die inzwischen etwas ramponierte Schachtel an einer Treppenstufe und das tolle Gefährt kippte – mit Inhalt – den Rest der Treppe hinunter. Dieses Experiment endete in Schmerz und Tränen, woraus dann das

Untere Selbst in seiner kindhaften Urteilskraft folgerte, dass man den Überlegungen des Verstandes eben nicht allzu viel trauen darf.

So manche fixe Idee, die im Unteren Selbst festgehalten wird, verursacht vielerlei Übel und Unglück. Meistens sind solche festgehaltenen fixen Ideen unlogisch, doch wird eigensinnig darauf beharrt. In der Literatur wird angenommen, dass drei Viertel unseres Missgeschicks aus solchen mentalen Ursachen stamme. Das mag etwas übertrieben sein, doch darf man die Bedeutung mentaler Ursachen für Krankheit, Unfälle und Schwierigkeiten aller Art nicht unterschätzen.

Das Untere Selbst ist daran gewöhnt, dass der denkende Teil des Wesens sich den ganzen Tag Vorstellungen hingibt. Die meisten Gedanken, denen wir in Mußestunden nachhängen, beziehen sich auf Dinge, die nicht real, nicht fest gefügt vorhanden sind.

Suggeriert man dem Unteren Selbst bei einer Heilungssitzung, dass es von einer Krankheit geheilt sei, so nimmt es vielleicht an, dass es sich bei dieser Aussage nur um so eine Art Vorstellung handele. Es ist eben davon überzeugt, dass es krank ist und dass nichts getan werden muss, um es zu heilen. Es weigert sich daher, die ihm zugesprochene Heilungssuggestion aufzunehmen und arbeitet nicht mit. Es verhält sich wie ein Lausbub, der sich über unsere Bemühungen lustig macht. Es nimmt keinen Anteil an Angelegenheiten, die es nicht mit eigenen Sinnen wahrnehmen und auf eigene Art prüfen kann.

Ein brauchbares Mittel gegen derartige Unbekümmertheit ist die Affirmation. Man spricht laut vor sich hin, dass man gesund, frisch, wohlhabend und erfolgreich ist. Der Laut der gesprochenen Stimme ist ein gutes physisches Stimulans. Wenn es über eine längere Zeit angewendet und zusätzlich mit dem Willen verbunden wird, dass die Affirmation auch befolgt wird, so wächst es zu einer sehr wirksamen suggestiven Kraft.

Affirmationen

Dies sind positive und selbst bejahende Sätze, die man sich wiederholt selber sagt, um seine Gedanken umzuprogrammieren. Das Ziel ist, die Arbeitsweise des Unteren Selbst zu verändern, um den für die Geistheilung nötigen Kontakt zum Hohen Selbst sicher herzustellen. Es muss ganz einfach überzeugt sein, dass diese Verbindung zu unserem göttlichen Kern das Wichtigste sei. Dazu gibt es eine Menge von vorformulierten Sätzen, die Sie sich auf einen Zettel schreiben, den Sie immer zur Hand haben sollten, und so oft wie möglich sich selbst vorlesen.

Eine kleine Auswahl, passend zum Thema Heilung:

- *Ich bin fähig, gesund und fröhlich. Ich habe Erfolg.*
- *Ich bin vollkommen. Das Universum unterstützt mich.*
- *Mein Körper ist angefüllt mit Energie und Vitalität.*
- *Ich bin strahlend. Ich bin Licht.*
- *Natürliches Wohlergehen fließt durch mich.*
- *Die Erfüllung meiner Wünsche liegt in meiner Reichweite.*
- *Ich bin voller Kraft, ich bin attraktiv und wohlhabend.*
- *Die Fülle meines Lebens ist mein Geburtsrecht.*

- *Gesundheit und Fülle manifestieren sich in meinem Leben, jetzt.*
- *Ich vergebe mir und allen Menschen.*
- *Ich beginne ein neues Leben.*
- *Liebe und Freude strömen aus mir wie aus einem Brunnen.*
- *Ich begegne jedem Menschen und jeder Situation mit einem liebevollen, offenen Herzen.*
- *Ich gehe mit einer liebevollen Geisteshaltung durch die Welt.*
- *Liebe führt mich zum Erfolg in allen Dingen, und ich entdecke dies jetzt.*
- *Ich bin Liebe. Ich bin Vollkommenheit.*
- *Der Wille erfolgreich zu sein, ist mein ständiger Begleiter.*
- *Hindernisse benütze ich als Lernhilfen, Hürden als Gelegenheiten auf meinem Weg zum Erfolg.*
- *Ich habe Vertrauen. Die Kraft des Universums manifestiert sich in mir – jetzt – in diesem Moment.*
- *Meine Handlungen sind von Entschlusskraft geprägt.*
- *Ich gehe aufrecht, mit Begeisterung, das Leben bejahend auf meinem Weg.*

Die Wirkung von Stimulanzien

Um unser Unteres Selbst noch stärker als durch Affirmationen und Bejahungen zu überzeugen, sind physische Stimulanzien von großer Bedeutung. Unter einem physischen Stimulans versteht man ein materielles Etwas wie eine bestimmte Handlung, etwas Reales und Fühlbares, durch welches das Untere Selbst beeinflusst wird. Nehmen wir das klassische Beispiel des Arztes, der einem Patienten ein Medikament oder auch eine wirkungslose Pille, ein Placebo verabreicht, ihm dabei aber sagt, dass es sein Leiden ganz sicher heilen werde. Das Medikament oder die wirkungslose Pille bewirkt als physisches Stimulans, dass der Patient glaubt, es sei ihm ein sehr wirkungsvolles oder echtes Heilmittel verabreicht worden. Die vom Arzt gegebene Heilsuggestion braucht selbst kaum hypnotischer Art zu sein; kommt aber das physische Etwas, das physische Stimulans, die wirkungslose Pille hinzu, so übt die Heilungssuggestion eine durchgreifende magische Wirkung aus. Das Untere Selbst tut nun von sich aus alles Mögliche, um die Heilung voranzutreiben.

Der Heiler, der dem Patienten seine Hände auflegt, benutzt als physisches Stimulans den Akt der Berührung des Patienten. Die Tatsache, dass er vor dem Patienten steht, wirkt als Stimulans zur Heilung. Eine oft noch größere Stimulation bewirkt ein Heilungsgottesdienst, eine Wallfahrt, das Eintauchen in eine Heilquelle oder in eine heilige Quelle (auch wenn die Wasserqualität oft nicht gut ist und es von Bakterien nur so wimmelt). Das Gleiche gilt für jede andere magische Handlung und auch Zauber. Meiner Ansicht nach dienen alle nur dem einen Ziel: Das Untere Selbst ganz nachhaltig zu beeindrucken. So manche Rituale und Zaubereien sind nicht logisch zu erklären, aber meist sehr effektvoll. Und das Untere Selbst merkt sich solche Dinge sehr gut.

Ein Beispiel hierfür ist eine Geschichte, die ich am 17.3.2013 im Radio während der Sonntagspredigt hörte. Sie hat mir so gut gefallen, dass ich sie Ihnen in diesem Zusammenhang gerne erzählen möchte:

Ein Arzt wusste um die zusätzliche Heilwirkung des Glaubens bei medizinischen Anwendungen wie bei dem vorliegenden Fall einer Krebspatientin. Der Arzt fragte die Frau, ob sie religiös sei und an eine höhere Kraft glaube. Die Frau verneinte dies und meinte, sie glaube an nichts Derartiges. Der Arzt fragte die Frau, ob er für sie beten dürfe. Die Frau brach in Tränen aus, sie war tief beeindruckt.

Für mich, und ich denke auch für Sie, wäre der weitere Verlauf von Interesse gewesen. Ich kann mir aber einen positiven Heilungsverlauf gut vorstellen. Warum? Weil durch das Beten einer fremden Person dies für das ungläubige Unterbewusstsein der Frau so etwas tief Beeindruckendes gewesen ist, was sie nie mehr vergisst. Bei weiteren Heilungsbitten an ein inneres Wesen – die Frau kennt vermutlich kein Hohes Selbst und Ähnliches – wird sofort diese Erfahrung, diese tiefe Beeindruckung als Entscheidungshilfe herangezogen und die Bitte an das Hohe Selbst geleitet. Hätte dieses Ereignis nicht stattgefunden, wäre das Unterbewusstsein vom bisherigen Standpunkt überzeugt gewesen, nämlich: „Eine höhere Macht wie Gott oder so etwas gibt es nicht. Geistheilung ist Unsinn." Das Beten für die Frau war der beste „Trick" des Arztes, das Untere Selbst der Frau zu überzeugen, um dadurch noch mehr zur Heilung der Frau beizutragen.

Viele Arten von Heilungen, bei denen das Untere Selbst aktiv mit einbezogen ist, sind oft weniger wirksam, als sie sein könnten, wenn Personen sie anwenden, die um ihren Wert wissen, so wie wir, die wir jetzt über diese Funktionen Bescheid wissen. Das trifft häufig zu, wenn Personen einige Varianten von Geistheilung bereits kennen und nun von einer neuen erfahren und diese neue ausprobieren wollen. Doch das funktioniert zumeist nicht, was ich auch selbst schon erlebt habe. Was ist der Grund? Das Untere Selbst kennt in solchen Fällen die Umstände bei den Heilungen, hat diese aber nie durchgeführt. Das Untere Selbst nimmt dann oft den Standpunkt ein, dass es sich bei dem neuen Vorgang, der nun aktiv durchzuführen wäre, genauso wie bei den früheren Informationen nur um so eine Art „Nebenbei-Info" handelt und nichts weiter zu tun sei. Schorschi hat also keine Lust, er kennt doch alles aus früheren Erfahrungen, bei denen auch nichts weiter zu tun war. In solchen Fällen ist es hilfreich, ein passendes Stimulans zu finden, mit dem man die Heilung koppelt, um Schorschi auf neue Art und Weise zu überzeugen und zu beeindrucken. Bei körperlichen Krankheiten wirkt dies am besten, wenn auch noch die Einnahme einer Medizin erfolgt, vorausgesetzt allerdings, dass das Untere Selbst nicht bereits aus Erfahrung weiß, dass die Medizin wertlos ist.

Es sind mir schon manche Menschen begegnet, die viele dieser Techniken bereits kannten, aber sich fragten, warum bei ihnen selbst keine Heilung funktioniert. Das Beschriebene ist der Grund. Jahrelang waren sie auf der Suche nach der richtigen Heilmethode. Ich kann nur sagen: Alle Methoden funktionieren, man muss diese nur durchführen.

4. Kontemplation, Meditation

Meditation, in dem Sinne, wie es zur Erzielung eines Kontaktes zum eigenen Hohen Selbst nötig ist, unterscheidet sich schon etwas von den allgemein üblichen Empfehlungen zum Meditieren. Unser Ziel ist hier, eine Heilung zu erzielen, eine Geistige Heilung. Als Erstes haben wir bereits zuvor unser Unteres Selbst, unser Unterbewusstsein, davon überzeugt, dass die Heilung, die wir erreichen wollen, kein Schmarren ist, sondern etwas ganz Wichtiges und Wesentliches. Das Ziel der Meditation ist: Das Untere Selbst dazu zu bewegen, einen Kontakt zum Hohen Selbst herzustellen. Und das muss in überzeugender, beeindruckender und liebevoller Weise geschehen.

Die Körperhaltung: Es ist keine bestimmte Haltung erforderlich, sie soll aber auf jeden Fall entspannt sein. Auf einem Stuhl ruhig sitzend bis auf dem Bett liegend sind alles geeignete Positionen. Wesentlich ist, dass die Hände und die Beine nicht überkreuzt werden, das wäre nämlich ein energetischer Kurzschluss. Das ist verständlich, denn es handelt sich hier um eine Aufnahme von Energie, die in unseren Körper einfließen und nicht durch einen Umweg, den Kurzschluss, außen herumgeleitet werden soll. Der traditionelle Lotussitz ist aus diesem Grunde nicht geeignet. Also ganz normal sitzen oder liegen und die Hände auf den Oberschenkeln liegend nach oben geöffnet halten. Dazu können Sie Meditationsmusik oder klassische Musik hören.

In dieser meditativen Haltung machen wir uns ein Bild unserer Bitte. Wie sieht die Bitte als Bild aus. Wir wissen ja, Begriffe wie „nicht" oder „kein" dürfen nicht vorkommen. Diese Begriffe können ja auch kaum in einem Bild dargestellt werden, also ist das kein großes Problem. Das neue Bild unserer Zukunft soll nun so genau wie möglich sein, ohne Einschränkungen und ohne Minderwertiges. Es soll die ganze Pracht und Schönheit des Wunsches ausdrücken. Also seien Sie Ihr eigener Künstler und Schöpfer.

a) Arbeitsenergie für das Untere Selbst

Bei Huna können wir nachlesen, dass das Untere Selbst eine Energieform benötigt, um die Aufgaben einer Heilung zu bewerkstelligen und mit dem Hohen Selbst Kontakt aufzunehmen. Bei Huna nennt sich diese Energie Mana. Mana wird vom Mittleren Selbst aus der Nahrung, aus der Atmung und aus dem Sonnenlicht erzeugt und an das Untere Selbst weitergereicht. Mana wird in anderen Lehren als Lebensenergie, Vitalkraft, universelle Lebenskraft, Prana, Chi, Orgon oder ähnlich bezeichnet.

Mit dieser Energie arbeitet das Untere Selbst und wandelt sie in eine höhere Energieform um, genannt Mana-Mana, die an das Hohe Selbst weitergereicht wird. Das Hohe Selbst wandelt diese Energieform in Mana-Loa um, die dann wieder zurückfließt als Heilenergie oder Heilstrom zur Erfüllung der ursprünglich damit verbundenen Bitte (siehe das Bild „Zusammenhang der Huna-Begriffe" im Kapitel „Die Huna-Lehre"). Dieser Vorgang wird nur bei Huna relativ genau beschrieben. Bei vielen anderen Lehren finden wir aber genau so etwas über eine bestimmte Atmung zu Beginn der Meditation. Jede dieser verschiedenen Arten von Atmung führt zu einer tiefen Entspannung, um das eigene Innere, das Untere Selbst und das Hohe Selbst zu erreichen.

Bei den meisten Lehren ist demnach zu Beginn einer Heilungssitzung von Entspannung, von einer besonderen Atmung oder von einem besonderen Gebet die Rede und ein solches muss auch dann durchgeführt werden. Man kann solche Vorgänge vereinfacht als eine Stimulierung bezeichnen, als ein Motivieren oder Vitalisieren des Unteren Selbst. Und auch hier sehen wir sofort wieder die identischen Zusammenhänge bei den Varianten der Geistigen Heilung.

Kurz gesagt: Eine Einstimmung der drei Selbst soll zu Beginn erfolgen, mit Atmung, mit einem Gebet oder einem entsprechenden Ritual, indem Sie dem Unteren Selbst ein Geschenk machen oder es liebevoll ansprechen und einladen.

b) Übergabe der Heilungsbitte

Das Ziel ist es, einen Bewusstseinszustand zu erreichen, der sich mit Reinem Bewusstsein beschreiben lässt. Es ist ein Zustand, bei dem Sie an nichts anderes denken als die Erfüllung Ihres Herzenswunsches. Hier gibt es keinen zweifelnden Gedanken wie „wenn es aber doch nicht heilt", keine Veränderung der Bitte und auch keine anderen Gedanken. Sie sind sich sicher, das ist Gottes Wille. In dieser heiligen und heilenden Stille erfolgt die Kommunikation mit dem Hohen Selbst. Hier erfolgt Heilung. Bleiben Sie in diesem Zustand. Wenn Sie spüren oder das Gefühl haben, es tut sich was, dann sind Sie im Prozess der Heilung angekommen. Es beginnt vielleicht ein Kribbeln in den Handflächen oder an anderer Stelle oder sogar an der bestimmten Stelle, die der Heilung bedarf. Auch wenn es an einer Stelle nun sehr stark kribbelt und gar weh tut, dann werden diese Stellen gereinigt und geheilt. Sie dürfen dann nur nicht resignieren und aufhören. Das heilende Licht, der Heilstrom fließt nun spürbar zu Ihnen.

Meine innere Schatzkammer

An dieser Stelle möchte ich Sie einladen zu einer Meditation, die Ihnen eine Begegnung mit Ihrem Unteren Selbst und Ihrem Hohen Selbst erleichtern soll. Dies ist eine schöne Möglichkeit, mit dem Geistwesen Hohes Selbst in Kontakt zu kommen. Es ist eine Meditation aus der Zeit meiner Seminare. Am besten ist es, wenn Sie sich den Text ganz langsam mit einer ruhigen Stimme vorlesen lassen oder den Text selbst auf Band oder CD aufsprechen und zur Meditation abhören. Der Text ist aus diesem Grund in der Ich-Form. Suchen Sie sich nun eine ruhige Ecke und auf geht's:

Ich schließe meine Augen und komme ganz allmählich in meine innere Ruhe und nähere mich so meiner inneren Mitte, meinem Unteren Selbst und meinem Hohen Selbst. Ich nehme mir jetzt vor: „Ich bin vollkommen ruhig und vollkommen entspannt." Damit mir dieses Vorhaben gut gelingt, achte ich auf meine Arme und Beine und lasse ganz bewusst jegliche Anspannung los. Meine Hände sind nach oben geöffnet. Mein ganzer Körper ist in gleicher Art und Weise entspannt und locker. So erlebe ich jetzt körperlich das Gefühl des Loslassens und das macht es mir leicht, alle Spannungen des heutigen Tages loszulassen. Es ist alles in göttlicher Ordnung.

Ich stelle mir nun vor, ich bin unterwegs in einer schönen Gegend, ein angenehmer milder Duft hüllt die ganze Umgebung ein, ein warmer Sonnenschein gibt

mir die nötige Wärme zu einem Gefühl des Wohlseins.
Ja, ich bin geborgen.
Ich sehe vor mir einen Pavillon, der vollkommen von weißem strahlendem Licht umgeben ist. Vor diesem Pavillon steht ein Becken aus weißem Marmor. Ich trete an dieses Becken heran und sehe, dass es mit kristallklarem reinem Wasser gefüllt ist. Ich wasche meine Hände in diesem Wasser und lasse dabei alle begrenzenden Vorstellungen, die ich von mir habe, los. Während ich meine Hände in dem perlenden Wasser bade, entlasse ich alle meine begrenzenden Vorstellungen von Angst, Sorge und Krankheit. Ich lasse sie gehen in liebendes, verwandelndes Licht.
Jetzt bin ich bereit, mich Neuem zu öffnen und gehe langsam auf die Tür zu. Sie lässt sich ganz leicht aufmachen. Ich gelange in einen Raum, der völlig von glitzerndem goldenem Licht erfüllt ist. Es ist eine Schatzkammer, die Schatzkammer meines wahren inneren Selbst. Ein wundervoller Friede liegt über diesem Raum und ich fühle mich hier wohl, gelöst und frei. Ich schaue mich um und mir ist, als würde ich zarte Stimmen aus der Schatzkammer vernehmen:
Ich bin Kraft.
Ich bin Weisheit.
Ich bin vollkommenes Heilsein.
Ich bin Frieden.
Ich bin Vertrauen.
Ich bin unendliche Fülle.
Jetzt erfüllt ein noch helleres goldenes Licht meine Schatzkammer und ich höre eine weitere Stimme:
„Ich aber, ich bin die Liebe. Ich beinhalte all die anderen Aspekte deines wahren inneren Selbst. Ich war immer mit dir und werde immer mit dir sein.

*Denn du in deinem wahren Wesen und ich sind eins.
Ich bin immer bei dir und ich warte nur darauf, dass
du dich mir öffnest. Immer dann, wenn du den Mut
hast, alle begrenzenden Vorstellungen von dir für nur
einen Moment zu lassen, immer dann, wenn du bereit
bist, jeglichem Gefühl von Mangel die Macht, die nur
dein Glaube ihm gibt, gehen zu lassen und dich mir
zuwendest, wirst du mich spüren. Denn du und ich,
wir sind eins. Immer dann, wenn du dich mir zuwendest, bist du frei."
Ich fühle mich jetzt vollkommen von diesem goldenen
Licht durchdrungen und lausche auf den Nachklang
der Worte in mir:
„Ich bin eins mit unendlicher Liebe. Allmächtige Liebe
liebt mich. Allmächtige Liebe führt mich. Allmächtige
Liebe ist die Quelle meiner Versorgung. Allmächtige
Liebe heilt mich und macht mich gesund. Ich bin eins
mit unendlicher Liebe."
In innerem Lauschen verweile ich, bis keine Worte
mehr notwendig sind. Ich tauche ein in die Liebe, die
ist.
Dankbar, diese Schatzkammer in mir gefunden zu
haben, dankbar, dass ich immer wieder in meine
innere Schatzkammer gehen darf, dankbar, dass ich
diese heilende Liebe in mir immer bewusster erleben
kann, weiß ich, dass ich Liebe zu allen Wesen strahlen
kann, und dass es Liebe ist, die mich heilt und lebt.*

5. Loslassen, geistige Kräfte wirken lassen

Sie sagen nun, dass Sie derartige Heilungen bereits versucht haben, aber dennoch hat es nichts genützt. Ihre Gebete und Bitten um Heilung wurden nicht erhört.

Sie hören sich bei Freunden um, um eine Antwort zu finden. Eine viel verbreitete Erklärung ist: „Es ist Gottes Wille" oder „Es ist eine Bestrafung für die Sünden" oder „Wir müssen noch intensiver beten". Ich glaube, der Fehler liegt aber woanders.

Wirkliches Gebet besteht nicht darin, Gott zu bitten, die universellen Gesetze zu ändern, sodass sie für uns passen, und auch nicht darin, Gott anzuflehen, dass er uns etwas gibt, was wir wollen.

Die einzige richtige Bitte im Gebet betrifft dasjenige, von dem wir fühlen, dass es Gottes Wille ist. Das schließt Gebete zum Schaden anderer ebenso aus wie Gebete, in denen wir etwas auf Kosten anderer erbitten. Wenn etwas dem Willen Gottes entspricht, ist es zum Vorteil aller Beteiligten, also für alle das Beste.

Ein guter Schluss für Gebete, in denen Sie etwas Spezielles erbitten, lautet: „Dieses, oder etwas Besseres." Das bedeutet, dass Sie im Einklang mit Gottes Willen beten. Wir können niemals ganz sicher wissen, was Gottes Wille ist, aber das ist kein Grund zur Beunruhigung. Wenn Sie wirklich ernsthaft darum bemüht sind, Gottes Willen zu erkennen, aber Ihr Gebet in irgendeiner Weise daneben liegt, werden bald deutliche Hinweise auftauchen, die Sie in die Richtung lenken, die Gott für Sie vorgesehen hat. Der Schlüssel liegt im Verlangen nach Gottes Willen.

Ein weiterer Grund für Gebetsfehlschläge ist, dass viele Menschen dazu neigen, neue Methoden jeweils nur kurze Zeit auszuprobieren; danach verlieren sie das Interesse daran und wenden sich anderen Dingen zu. Es fehlt ihnen an Ernsthaftigkeit.

Der nächste Grund: Viele würden es am liebsten sehen, dass ein anderer für sie die Arbeit macht und dass es möglichst sofort und ohne jede eigene Mitarbeit geschieht.

Und noch etwas: Wie bei allem im Leben gilt: Wo eine Kraft zu sehr ins Extrem geht, erreicht sie das Gegenteil von dem gewünschten Effekt. Konkreter: Zwar ist ein starker Glaube eine wichtige Voraussetzung dafür, dass Gott unsere Bitten erhört. Jedoch können wir seinen Willen auch mit noch so ausgefeilten Methoden oder größtmöglicher Ernsthaftigkeit bei der Vorbringung unserer Bitten nicht zu dem manipulieren, was wir gerne hätten. So sind auch meine Beschreibungen des Heilungsweges nicht als garantiertes Erfolgsrezept zu verstehen, mit dem Sie jede Krankheit obligatorisch loswerden können. In vielen Fällen offenbart sich der Sinn einer Krankheit für mich gerade darin, dass ich diesen Weg mit größtmöglicher Unterstützung von meinen Mitmenschen und von Gott konsequent bis zum Ende gehe. Und am Ende dieses Weges muss nicht zwangsläufig eine Heilung von der Krankheit stehen. Welchen Sinn dieser Weg dann für mich hat, offenbart sich vielleicht noch nicht einmal zu Lebzeiten. Da für mich als Gläubigen nicht alles mit diesem einen irdischen Leben endet, bedeutet daher „heil sein" auch, meinen inneren Frieden mit Gott (und seinem Willen) zu finden und mich mit meinem Leben vertrauensvoll in seine Hände fallen zu lassen.

6. Das Licht, die Heilkraft aufnehmen

Im Folgenden möchte ich Sie mit einer besonderen Vorstellung von einem Lichtmantel vertraut machen. Die Krieger in alten Zeiten, die Römer zum Beispiel, hatten zu ihrem Schutz vor Pfeilen und anderen Wurfgeschossen einen Schutzschild, hinter den sie sich stellen konnten. Auch die Polizei hat heute noch solche Schutzschilde, wir kennen das ja aus dem Fernsehen. Das alles sind mechanische Schutzschilde.

Genauso gibt es geistige Schutzschilde. Wir wissen doch, dass alle unsere Gedanken und geistigen Kräfte sich zu realen Kräften und Taten verwirklichen können. Und jeder Mensch hat die Möglichkeit, mit geistigen Kräften zu arbeiten. Und so können auch wir uns einen geistigen Schutzschild vorstellen und auch geistig verwirklichen.

Wir wissen auch, dass wir immer von geistigen Kräften anderer umgeben sind. Diese Kräfte können von guter Qualität sein, aber genauso von schlechter.

Wenn ein Mensch für uns in geistiger Weise etwas Gutes tut oder tun will, so schickt dieser uns gute positive Gedanken, positive Energien, mit einem Wunsch verbunden, mit einem Heilungswunsch oder einem beliebigen anderen Wunsch. So geschieht es beim Beten für andere. Wie Gebete und Bitten funktionieren, wissen wir inzwischen.

Genauso, wie wir eine positive Energie aufnehmen können, können wir auch eine negative Energie aufnehmen. Wenn wir zu viel und alles Mögliche durcheinander in uns hinein essen und trinken, wird es uns am Ende übel. Genauso wird es uns auch geistig übel, wenn wir alle möglichen Energien in uns aufnehmen. Wir müssen beim Essen und Trinken eine gewisse Auswahl treffen, damit das uns bekommt. Und wir müssen auch in geistiger Sicht eine Auswahl treffen, damit uns die geistigen Energien bekömmlich sind. Derartige geistige Angriffe können verschieden sein; es können Gedanken-Energien sein, die ganz allmählich wirken, ohne dass wir es merken, es können aber auch ganz massive sein, mit Worten, Beschimpfungen, übler Nachrede und dergleichen.

Um diese Aufgabe der Auswahl positiver Energien können wir unser Unteres Selbst bitten. Wir brauchen ihm nur den Auftrag zu geben, uns vor allen negativen Energien, vor Angriffen, vor allem Bösen zu schützen. Und dieser Auftrag wird am besten verstanden, wenn wir mit einem Bild arbeiten. Unser Unteres Selbst versteht Bilder sowieso besser als Worte.

Wie können wir uns so einen Schutz ganz einfach vorstellen. Aus welchem Material, in welcher Farbe und wie groß muss er sein? Muss ich diesen Schild wie die alten Römer immer vor mir her tragen? Ganz einfach! Wir stellen uns eine Licht-Kugel, eine Licht-Pyramide oder ein Licht-Ei vor, in welches wir uns hineinbegeben. Dies schaut dann ähnlich aus, wie ich es im Bild „Die Dreifaltigkeit des Menschen" dargestellt habe.

Wenn wir unser Unteres Selbst dazu erst einmal erzogen haben, diesen Schutzmantel fest in alle Aktivitäten des geistigen Energieaustausches einzubauen, quasi einen festen Filter für alles Üble zu installieren, dann brauchen wir hernach uns darum nicht mehr zu kümmern und können uns mit wichtigeren Dingen beschäftigen als mit Verteidigung, dann können wir schöpferisch tätig sein.

Wir können nun so einen Schutzschild für uns einmal aufbauen. Machen Sie das jetzt, wenn Sie möchten:

Schließen Sie dazu die Augen. Sie stellen sich bildlich den Schutz vor, der Ihnen am besten gefällt. Einen Mantel, ein Ei, eine Kugel, eine Pyramide oder sonst ein Gebilde, das Sie mögen und es soll großzügig sein und voller Licht. Sie sprechen nun und stellen sich das auch bildlich vor:

„Diese meine eigene Hülle füllt sich nun mit schützendem und heilendem Licht, ganz langsam, bis sie ganz voll ist und in einem strahlenden Glanz erscheint. In die Mitte dieser Hülle gehe ich nun hinein. Ich bin von göttlichem Schutz umgeben. Ich bin geschützt.“

Nun verpacken Sie dieses Bild mit einem besonderen Geschenkpapier, mit Ihrer Liebe zu Ihrem inneren Kind, zu Ihrem Unteren Selbst. Mit einigen Atemzügen geben Sie Kraft in dieses Geschenk und übergeben es mit der Bitte, für sich diesen Schutz zu verwirklichen. Bitten Sie nun Ihren geistigen Helfer, dieses in Liebe verpackte Bild für Sie zu realisieren und danken Sie ihm. Und sagen Sie ihm, dass Sie diesen Schutz immer möchten. Dieser Auftrag wird dann an das Hohe Selbst weitergegeben und ausgeführt. Das Hohe Selbst ist in Wirklichkeit Ihr Schutz, die Göttlichen Kräfte bewirken dies. Das Untere Selbst ist nur die Befehlszentrale.

Wenn Sie Ihr Unteres Selbst in nächster Zeit immer wieder um diesen Schutz bitten, dürfen Sie sicher sein, dass Sie auch wirklich geschützt sind. Und nach einiger Zeit wird Ihr Unteres Selbst diesen Schutz ganz automatisch und selbstverständlich immer bieten.

Wenn Sie dann eine unangenehme Situation antreffen, brauchen Sie nur zu denken: *„Ich bin geschützt durch* *meinen Lichtmantel."* Sie werden erleben, wie Sie sich viel besser fühlen werden, wenn Sie z. B. in einem Kaufhaus oder in einem Krankenhaus oder bei einer Behörde oder sonst wo waren, wo Sie hernach immer das Gefühl „Gott sei Dank, das wäre überstanden" hatten.

7. Danken für die erhaltene Lebenskraft

Nach jeder Begegnung mit Freunden ist es üblich und auch selbstverständlich, sich zu verabschieden und für das Erhaltene, z. B. die Gastfreundschaft, zu bedanken. Die drei Selbst waren bei der vorausgegangenen Heilungsprozedur voll integriert und für den Erfolg verantwortlich, so sind diese auch würdig, ihnen ein Dankritual zu widmen. Bedanken Sie sich, vielleicht mit einem kleinen Gebet, das schon Jesus sprach (Joh.11,41-42): „Vater, ich danke dir, dass du mich erhört hast." Ein solches Dankgebet können Sie nach eigenen Gesichtspunkten verändern. Worte der Dankbarkeit sind keine leeren Gedanken, die so dahinplätschern, sondern sind ehrfurchtsvolle Gefühle, die sich wiederum in Ihrem Unteren Selbst speichern. Diese weitere Beeindruckung von Schorschi ist der Katalysator für zukünftige erfolgreiche Heilungen.

Meine eigene Geistheilung

Als ich dieses Buch zu schreiben begann, wollte ich über mein im Jahr 2002 plötzlich eingetretenes gesundheitliches Problem nicht berichten. Das war einmal und ist nun vorbei und dies geht niemanden etwas an, so dachte ich. Eine solche allgemein verbreitete Denkweise ist dann die Ursache, dass so wirklich wunderbare Vorgänge der Allgemeinheit verborgen bleiben. Aber wenn ich mich wieder erinnere, was damals geschah; es war unglaublich. Und so will ich es ausführlich berichten, denn das war Geistheilung und gehört in mein Buch.

Also von Anfang an: Es klingelte an einem Vormittag an der Türe, der Postbote hatte eine Sendung für mich. Ich rannte die Treppe vom dritten Stock hinunter und nahm die Post in Empfang. Beim Hinaufgehen, als ich wieder halb oben war, musste ich stehen bleiben, das Atmen fiel mir schwer und ein undefinierbarer Druck lag auf dem Herzen. Ich kämpfte mich nach oben in die Wohnung und legte mich hin. Es wird schon wieder vergehen, dachte ich. Aber es ging nicht vorbei.

Meine Frau war gerade bei ihrer Mutter in Norddeutschland. Als sie erfuhr, dass es mir nicht gut ging, alarmierte sie den Notarzt. Sie selbst kam mit dem Nachtzug zurück. Der Notarzt kam sofort und ruck, zuck war ich auf dem Weg ins Krankenhaus an meinem Wohnort.

Dort wurde alles Mögliche untersucht, am nächsten Tag kam ich mit dem Hubschrauber nach München ins Herzzentrum. Es war offensichtlich schlimmer als ich mir eingestand. Dort wurde sofort eine Herzkatheteruntersuchung gemacht. Das Herz aber war in Ordnung. Großes Rätselraten war nun. Eine Computertomographie sollte weitere Ergebnisse bringen. Und siehe da, jetzt war alles klar, es war eine Lungenembolie. Ein Blutgerinnsel verschloss eines der großen Blutgefäße, das die Lunge versorgt. Somit war der ganze Körper unterversorgt.

Die Ärzte bemerkten meiner Frau gegenüber, dass nicht nur große Änderungen im Leben auf mich zukommen würden, sondern dass wir auch mit dem plötzlichen Tode rechnen müssten. Es wurde eine sogenannte Lyse vorgeschlagen, das sind literweise Blutverdünnungsmittel, welche die Verstopfung der Blutversorgung für die Lunge auflösen sollen. Dabei können aber nicht selten innere Blutungen und Gehirnblutungen auftreten, was tödlich sein kann. Was tun wir? – Es gab aber nur eine Lösung, die lautete: Lyse und Beten.

Für die Lyse waren die Ärzte verantwortlich und für das Beten waren meine Frau und ich zuständig. Wir beteten gemeinsam zu unseren Schutzengeln und baten sie, uns zu helfen und dafür zu sorgen, dass alle Poren dicht halten und alles Blut in den Adern bleibt. Ich glaubte an meine Heilung. Nach einer guten Stunde war alles durchgestanden. Plötzlich spürte ich, wie in meinem Körper wieder etwas Lebendes zu fließen begann, der Blutkreislauf war wieder okay. Ich war glücklich. Meine Frau berichtete mir danach, dass sie um mein Bett herum ganz viele Engel sitzen sah. Vielleicht haben sie gesagt: Gell Hermann, das haben wir gut gemacht. Ja, das war wirklich spitze!

Als Vergleich dazu, was hätte passieren können, wenn die Engel nicht alle nötigen Poren abgedichtet hätten, will ich erwähnen, dass über die mit einem Druckverband medizinisch gut versorgte Öffnung in der Leiste, wo zuvor der Herzkatheter eingeführt wurde, eine Unmenge Blut austrat. Nicht nur das Betttuch, auch die Matratze meines Bettes war voll mit Blut.

Dieses Beispiel will ich noch weiter erklären und was im Zusammenhang mit dem Bild der Funktion der Geistheilung zum Verständnis wichtig ist.

Das Untere Selbst war von der einzigen Möglichkeit dieses Heilungsauftrages auch selbst überzeugt. Es hatte ja alle Diagnosen und auch was die Ärzte sagten selbst mitbekommen. Das visionäre Bild der Heilung war klar und eindeutig, nämlich alle Poren, die bluten können, dichthalten. Und die Scharen von Engeln, oder anders gesagt die vielen Hohen Selbst, wurden vom Unteren Selbst gezielt und eindeutig gebeten, sozusagen mit dem Befehl: „Alles dicht", der dann ausgeführt wurde. Auch für mich, als manchmal Zweifelnder, zum Vergleich der Blutverlust aus der Wunde in der Leiste. Sozusagen: Schau her, so hätte es auch ausgehen können, wenn die Engel nicht ihre Finger draufgehalten hätten.

Die Engel, so wie diese Energie der Hohen Selbst oft auch in Ermangelung einer besseren Bezeichnung genannt wird, sind also die Auslöser der quantenphysikalischen Vorgänge. Es ist die Energieform aus dem transzendenten Bereich, die die Photonen dazu bewegt, an anderer Stelle den Informationsinhalt der Ursprungselemente zu erben. Somit ist der Auftrag „Alles dicht" angekommen und die Körperzellen fügten sich der neuen Ausrichtung gemäß dem Auftrag.

Auf den Punkt gebracht:

> **Es geht nicht um Heilung durch den Glauben, sondern um den Glauben an die Heilung.**
>
> (Hermann Schweyer)

Voraussetzungen für Bitten an die geistige Welt

Ich möchte hier zurückblicken auf alle Ereignisse in meinem Leben, die mit Wünschen und Bitten in irgendeiner Form zu tun hatten. Es tauchen hierbei verschiedene Fragen auf, die ich nicht nur mir, sondern auch Ihnen beantworten will.

Was ist das Wichtige und Wesentliche, damit Hilfe aus der geistigen Welt mir zuteilwird?

- Ich muss daran glauben.
- Es muss für meinen weiteren Lebensweg hilfreich sein, eine gewisse Notlage ist förderlich. Nicht aus Neugierde es versuchen wollen.
- Eine Ernsthaftigkeit muss vorliegen.
- Die Bitte muss präzise formuliert sein.
- Der logische Verstand darf in keiner Weise mit entscheiden, es muss alles aus dem Herzen kommen.
- Das Absenden der Bitte muss zusammenhängend sein; keine anderen Gedanken zwischendurch.
- Die Dauer der Aufnahme der heilenden Energie kann längere Zeit andauern, deshalb nicht aufgeben.
- Welche Methode für die Heilung angewendet wird, ist unbedeutend; einfach tun.

Beim Geistheiler

Wie funktioniert die Geistheilung, wenn der Kranke zu einem Heiler geht? Genauso wie zuvor beschrieben, nur die drei Selbst des Heilers übernehmen die Aufgaben der Heilung.

Wie aus dem Bild „Heilungssitzung beim Geistheiler" (S. 136, Abb. 4) ersichtlich, tritt an die Stelle des Unteren Selbst und des Hohen Selbst des Patienten das Untere Selbst und das Hohe Selbst des Geistheilers. Diese beiden Selbst des Heilers übernehmen also die Aufgabe der Heilung beim Patienten.

Der Ablauf:

Der Patient hat ein körperliches Problem und geht zu dem Heiler, vielleicht weil er als gut und erfolgreich empfohlen wurde.

Der Patient ist erst einmal völlig unbeteiligt am Ablauf der Heilung. Er kennt die verwendeten Begriffe nicht und hat also keine Ahnung, wie das alles geht. Sein Unteres Selbst, das er natürlich genauso besitzt, kann (noch) keinen Kontakt zu seinem Hohen Selbst herstellen, das ja die Voraussetzung für eine Geistheilung wäre. Aber gerade deshalb geht er zum Geistheiler. Der Patient nennt dem Heiler seine körperlichen oder seelischen Beschwerden. Er nennt meistens seine negativen Erfahrungen, aber nicht seine zukünftigen positiven Visionen. Er hat meist nur latente Vorstellungen seiner Zukunft.

Der Heiler hingegen kennt die Vorgänge bei den Heilungen. Vielleicht verwendet er andere Namen oder würde sie anders beschreiben, aber das ist ohne Bedeutung. Der Heiler kennt nun die Heilungswünsche oder die Bitten des Klienten (bei Heilern heißen die Patienten auch Klienten oder Kunden). Der Heiler sagt seinem Klienten in kurzen Worten, was nun geschieht.

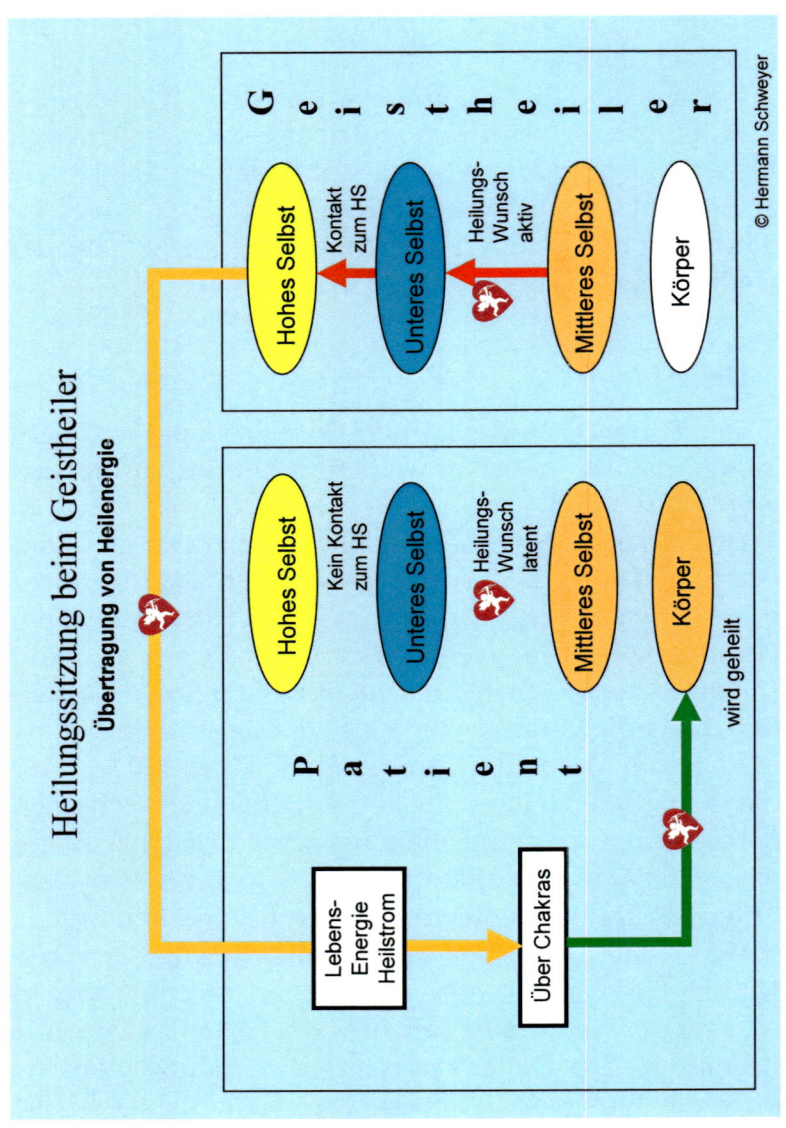

Abb. 4: Heilungssitzung beim Geistheiler

Er soll an nichts oder an etwas Schönes denken und sich völlig entspannen. Nun beginnt die eigentliche Heilungssitzung.

Der Heiler macht sich ein positives Bild des Wunsches, wie es für seinen Klienten optimal und gut wäre. Er macht sich sozusagen ein Bild der künftigen Genesung im Auftrag seines Klienten. Das ist der aktive und aktuelle Wunsch, der Heilungs- oder Herzenswunsch. Dieses Bild übergibt er dem eigenen Unteren Selbst, um dieses Bild mit dem Wunsch der Heilung an das Hohe Selbst weiterzuleiten. Sein Unteres Selbst ist den Kontakt mit seinem Hohen Selbst gewohnt, es ist sozusagen auf Du und Du und es stellt ohne irgendwelche Bedenken den Kontakt sicher her. Wenn nun dieser ganz wichtige und wesentliche Vorgang geschehen ist, kann die Heilung beginnen. Dieser Prozess wird vom Klienten in den meisten Fällen gar nicht wahrgenommen, was aber unerheblich ist. Das Hohe Selbst des Heilers kennt nun den Wunsch und leitet die nötigen Schritte ein. Diese Schritte sind ein geistiger Vorgang, daher auch der Name Geistheilung. Durch die Geistkraft des Hohen Selbst des Heilers wird der Heilstrom zum Körper des Klienten geleitet, wie bereits zuvor beschrieben. Dieser Heilstrom bewirkt nun „wunschgemäß" die körperliche Heilung. Durch die ausgelösten Quantenteilchen oder Photonen werden in den Körperzellen die kranken Teile repariert. So kann der Körper des Klienten nach und nach oder auch spontan geheilt werden.

Ist nun die Heilungssitzung beim Heiler beendet, so ist auch der Heilstrom beim Klienten zu Ende. Eine erneute Sitzung wäre nötig, wenn die Beschwerden nicht oder nicht ganz verschwunden sind. Das ist sehr oft das

Dilemma bei Heilungen, weil der Klient immer noch nicht weiß, wie Geistheilung geht und auf was es dabei ankommt. Der Heiler ist gut beraten, wenn er seinem Klienten nach der Sitzung genau erklärt, was er weiterhin machen muss, um den Heilstrom nicht wieder zu unterbrechen. Der Klient hat ja nun die Bestätigung, dass die Geistheilung auch bei ihm etwas bewirkt hat, denn er hat sicherlich zumindest eine Besserung seiner Beschwerden erfahren. Das Untere Selbst des Klienten kann durch eigene Beurteilung der erfahrenen Vorgänge überzeugt und beeindruckt werden. Diese Beeindruckung ist sehr wesentlich für die weitere Kontaktierung des Hohen Selbst, um spätere eigene Heilungen anzustellen. Denn nur dann, wenn das Untere Selbst von etwas wie Geistheilung überzeugt ist, wird es den nötigen Kontakt zum Hohen Selbst herstellen.

An dieser Stelle möchte ich meine bisherigen Ausführungen um ein Kapitel zur wissenschaftlichen Betrachtung bzw. Erklärbarkeit der Funktionsweise des geistigen Heilens ergänzen. Mir ist klar, dass diese theoretischen Überlegungen möglicherweise nicht so leicht nachvollziehbar sein werden wie das zuvor Gesagte. Dennoch ist es mir wichtig, Ihnen den einen oder anderen Begriff aus der Quantenphysik näher zu erläutern. Leser mit ähnlich technisch geprägtem Denken wie dem meinen werden in dem Erklärungsansatz womöglich eine Hilfe zur leichteren Vorstellbarkeit des Ablaufes des Heilungsgeschehens finden können. Andererseits werden meine Überlegungen (die zugegebenermaßen auch nur auf meinem laienhaft wiedergegebenen Verständnis der Aussagen einiger Wissenschaftler basieren) eines Tages jedoch auch dazu beitragen können, dass die Wissenschaft bestätigt, was schon seit Langem Grundlage unseres Erfahrungswissens ist.

Was sind Quanten?

Quanten ist die Bezeichnung für Elementarteilchen, wenn ihr materielles Verhalten und nicht ihr wellenartiges Verhalten betrachtet werden soll. Elementarteilchen sind die kleinsten Teilchen und sie sind nicht mehr weiter teilbar. Die Erkenntnis, dass jede Materie wie Elektronen, Protonen, Atome, Moleküle usw. nicht nur Teilcheneigenschaft besitzt, sondern auch als Welle auftreten kann, ist eine der wichtigsten Erkenntnisse der modernen Physik.

Der Begriff „Quanten" wird oft verwendet, wenn kleinste Energieeinheiten von einem System auf ein anderes übertragen werden. Dies ist wie hier in Bezug zur Geistheilung richtig, denn diese Energieeinheiten haben sowohl Wellen- als auch Teilchencharakter. Dass die Bezeichnung Quantenheilung oft werbewirksam für ganz normale Geistheilung verwendet wird, ist ohne Bedeutung. So gesehen ist Geistheilung immer eine Quantenheilung, eine Heilung, bei der Lichtquanten zur Anwendung kommen.

Was sind Photonen und wie verhalten sie sich?

Die Physiker wie Max Planck, Werner Heisenberg, Niels Bohr, Richard Feynman und andere entdeckten Unglaubliches. In der modernen Physik, der Quantenphysik, wurde durch Laborexperimente vieles theoretisch erklärt. Heute nützliche Technologien wie Transistoren, Laser, Supraleiter usw. gäbe es nicht ohne die Quantenphysik. Und dennoch erscheinen alle Ergebnisse der Quantenphysik als paradox, wenn nicht sogar als unmöglich.

Niels Bohr sagte einmal: „Wer über die Quantentheorie nicht entsetzt ist, der hat sie möglicherweise nicht verstanden." Und Richard Feynman, Nobelpreisträger 1965 für die Entwicklung der Quanten-Elektrodynamik, behauptete: „Ich denke, ich kann mit Sicherheit sagen, dass niemand die Quantenmechanik versteht."

Wissenschaftlich lässt sich Geistheilung anhand von drei Phänomenen erklären, soweit ich dies für die Geistheilung als nötig empfinde. Ich bezeichne sie im Folgenden mit P1, P2 und P3.

Prof. Werner Heisenberg, der Entdecker des sog. Unschärfeprinzips, ein Pionier der Quantenphysik, sagte: „Das Weltbild der modernen Physik entspricht dem der Mystiker aller Zeiten. Alles Sein ist von einer feinen ordnenden Kraft durchdrungen. Auch mein körperliches Sein."

Dieses Unschärfeprinzip besagt, dass sich Geschwindigkeit und Ort von Quantenteilchen nicht gleichzeitig bestimmen lassen. Verständlich gesagt sind Photonen das, woraus elektromagnetische Strahlung besteht, daher werden sie auch Lichtteilchen genannt. In der Quantenelektrodynamik gilt das Photon als Vermittler der elektromagnetischen Wechselwirkung. Photonen bewirken also elektrostatische und elektromagnetische Kräfte.

Quantenobjekte wie Photonen und Elektronen haben die Eigenschaft, dass sie mal Teilchen, also Materie, und mal Welle sein können; Teilchen befinden sich an einem Punkt, Wellen dagegen breiten sich aus, sie sind nicht fest an einem Punkt. Als Teilchen erscheinen sie aber nur, wenn man sie beobachtet. Sie manifestieren sich sozusagen erst dann, wenn wir sie als Teilchen beobachten. Ansonsten existieren sie als Welle.

Ganz wichtig ist: Wenn wir das Elektron messen, also beobachten, finden wir es immer als ein Teilchen an einem festen Ort vor. Das ist das Unschärfeprinzip von

Heisenberg. Die Frage ist, wie kann ein mathematisches System wissen, dass es beobachtet wird? Das bezeichne ich als **Phänomen P1**.

Photonen haben noch eine weitere sonderbare Eigenschaft: Es sieht so aus, als ob sie sich an mehreren Stellen gleichzeitig befinden können. Und es sieht so aus, als ob sie ohne jegliche erkennbare Verbindung untereinander dennoch miteinander in Kontakt stehen. Das nennt die Wissenschaft Nichtlokalität. Das bezeichne ich als **Phänomen P2**.

Entstehen bei einem Vorgang zwei Teilchen gleichzeitig und werden diese beiden in entgegengesetzter Richtung ins Universum geschickt, und eines davon wird dann derart beeinflusst, dass es seinen Zustand ändert, ändert sich das andere zeitunabhängig in den gleichen Zustand. Da zwischen den beiden Teilchen keine Kommunikation untereinander stattfinden kann, da es in Nullzeit geschieht, bleibt die Frage: Wo soll nun die signallose Fernwirkung stattfinden? Die Antwort ist: im transzendenten Bereich der Realität, in der Überwirklichkeit. Und das nenne ich das **Phänomen P3**.

Sobald wir akzeptieren, dass die Nichtlokalität ein fester physikalischer Bestandteil der Welt ist, in der wir leben, tun wir uns mit der Vorstellung eines transzendenten Bereichs außerhalb des manifesten physikalischen Gefüges von Raum und Zeit sehr viel leichter.

Im Grunde sagt uns das Quantenphänomen Nichtlokalität, dass dieser fundamentale Prozess der Natur außerhalb der Raumzeit angesiedelt ist, jedoch Ereignisse hervorbringt, die innerhalb der Raumzeit lokalisierbar sind. Ist das überhaupt noch Physik? Oder ist die Quantenenergie „der Fingerabdruck des Schöpfers"? Dann hätte Physik ebenfalls ein Bewusstsein. Gestehen wir uns doch ein, dass so manche physikalische Prozesse göttliche Schöpfungsprozesse sind, die wir noch nicht verstanden haben.

Diese drei Phänomene hier nochmals anders betrachtet:

P1: Photonen sind mal Teilchen, mal Welle.

Durch die meditative Begleitung der Heilungsbitte, des Herzenswunsches, wird die ursprünglich ausgelöste Photonenwelle zu Photonenteilchen, weil wir sie praktisch betrachten. Nur als Teilchen kann sie auf die Zellen des zu heilenden Körpers Einfluss nehmen.

P2: Photonen können an mehreren Stellen gleichzeitig sein.

Dies bedeutet, dass Heilenergie, die von einem Heiler ausgeht, zur gleichen Zeit beim Patienten ankommt und dies auch bei mehreren Empfängern an unterschiedlichen Orten.

P3: Photonen können sich auch im transzendenten nichtmateriellen Raum bewegen.

Das ist das, was wir noch nicht verstehen, aber es ist das, warum Heilung letztendlich funktioniert. Es ist die reine Energie des Hohen Selbst, die von einer ursprünglichen Heilwelle zu heilenden Teilchen wird.

Das alles ist schwierig zu verstehen. Aber ich versuche dennoch, die Geistheilung anhand des um diesen Zusammenhang erweiterten Bildes „Funktion einer geistigen Heilung" (S. 144, Abb. 5) zu erklären. Die einzelnen Forschungsergebnisse sind für sich betrachtet zwar

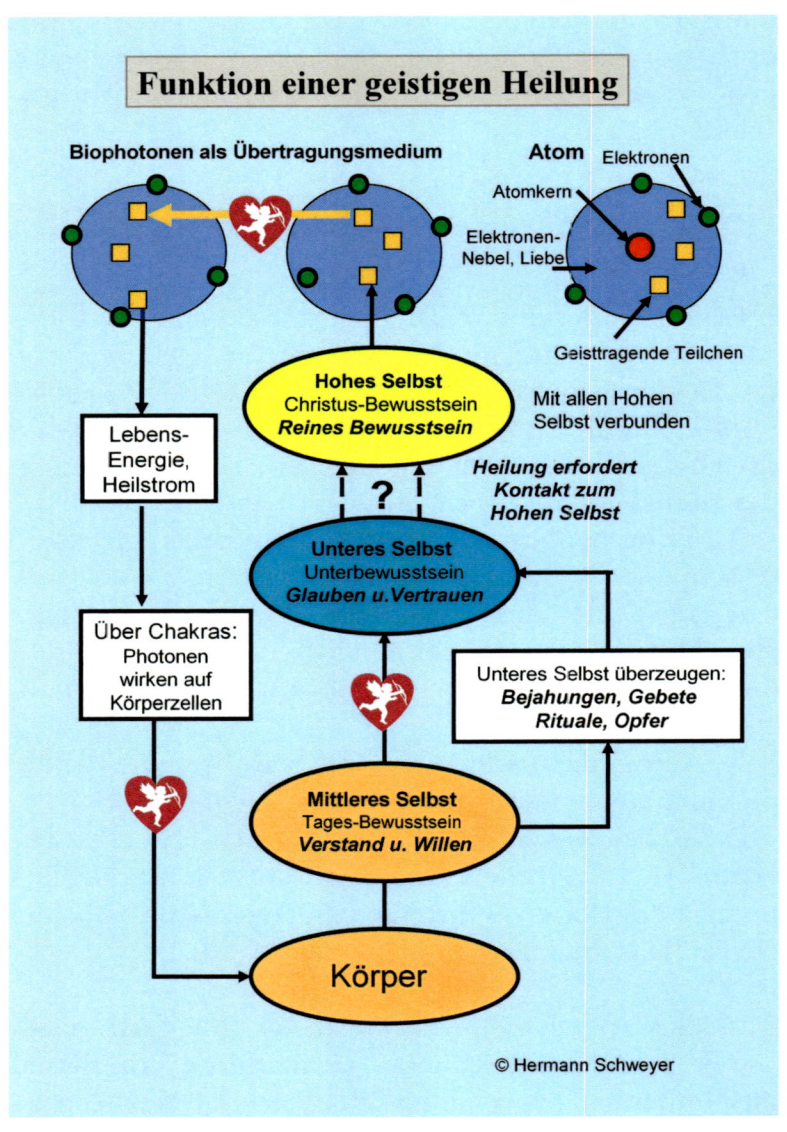

Abb. 5: Die Funktion einer Geistheilung (erweitert)

unabhängige Belege, aber in ihrer Gesamtheit ergeben sie einen guten Einblick in die Zusammenhänge. Ich behaupte, wenn mehrere Indizien für etwas sprechen und kein anderes Indiz dagegen spricht, so ist dies mit großer Wahrscheinlichkeit richtig.

Um einen Einblick in die biologische Funktionsweise der Geistheilung zu bekommen, einige weitere wissenschaftliche Erkenntnisse:

Aus der Biophotonenforschung ist bekannt, dass die Lichtquanten die eigentlichen Informationsträger des Lebens sind. Sie geben jegliche Erbinformationen an andere Zellen weiter. Bei jeder Zellteilung werden die Erbanlagen über diese Photonen weitergegeben, wobei ein einzelnes Photon ausreichen soll. Der Pionier der Biophotonenforschung Prof. Fritz A. Popp fasst als Resultat seiner Forschungen zusammen: „Tatsache ist, dass sämtliche Lebewesen von Licht leben. Durch Biophotonen kommuniziert alles Leben miteinander. Biophotonen dienen den Zellen untereinander als eine Art Funkverkehr."

Biochemische und elektromagnetische Abläufe, die durch Biophotonen gesteuert werden, sind also Grundlage der Lebensvorgänge im Organismus. Licht steuert schließlich nicht nur die Vorgänge im Körper, es tritt auch aus dem Organismus aus. Es bewegt sich mit Lichtgeschwindigkeit fort, erreicht andere Lebewesen und bildet mit ihnen gemeinsame Felder des Informationsaustausches.

Biophotonen übertragen Energie und Informationen und machen Leben überhaupt erst möglich. Biophotonen sind masselos und sind Lichtinformationen, demnach Licht aus Geist. Ein Forschungsbericht im Fernsehen, es ging um Schöpfung und Entstehung des Lebens, berichtete, dass aus reiner Energie kleinste Lichtblitze, sog. Photonenblitze entstehen. Reine Energie aus reinem Geist.

Hierbei wurde mir klar, das kann nur der Beginn jeglicher Schöpfung sein. Hierher gehört dann auch der Satz aus der Schöpfungsgeschichte: Es werde Licht.

Es ist die reine Energie, die vom Hohen Selbst vermittelt wird.

Photonen erben die Eigenschaften der Ursprungsteilchen. Photonen sind Informationsträger, welche sich in ihren unterschiedlichen Frequenzen ausdrückt. Da sie sich mit Lichtgeschwindigkeit ausbreiten, verrichten sie die Zellkommunikation annähernd in Nullzeit. Die Photonen folgen absoluten kosmischen Gesetzen, die für uns Menschen so noch nicht vollständig nachvollziehbar sind.

Aus anderen Forschungen ist bekannt, dass diese Photonen wiederum Elektronen auslösen, die durch ihre elektrostatischen und elektromagnetischen Felder die Zellen beeinflussen. Von Biochemikern wurde nachgewiesen, dass es sich bei der Lebensenergie um einen Fluss von Elektronen handelt.

In einem Versuch wurde im Technologie-Institut Pasadena in Kalifornien nachgewiesen, dass bereits ein einzelnes Elektron in der Lage ist, an der DNS entlangzuwandern und die genetische Aktivität zu beeinflussen. Es genügen also kleinste Energien.

In einer Studie stellten japanische Wissenschaftler fest, dass Änderungen im EEG-Muster bei Heilern während der Heilsitzungen auftreten. Vor allem kommt es zu einer Ausbreitung von Alphawellen über das gesamte Gehirn. Die Änderung zwischen der Zeit vor dem Heilen und während des Heilens war umso auffälliger, je effektiver der Heiler war (Qualität des Heilers).

Bei den Patienten zeigte sich eine erhöhte Synchronisierung der Alpha-Aktivität und erhöhte EEG-Amplituden. Ein Placebo-Effekt wurde durch eine Versuchsreihe ausgeschlossen, in der Heilungen an schlafenden Personen durchgeführt wurden, die mit gleichem Ergebnis endeten.

Die Einwirkung der geistigen Kräfte eines Heilers ist also elektrisch messbar.

Wenn wir diese Forschungsergebnisse betrachten, sind es die einzelnen Erkenntnisse, die zu einem Gesamtbild der Geistheilung beitragen. Damit ist dann nachgewiesen, dass durch Geist, durch ein entsprechendes Bewusstsein, eine Erhöhung der Lebensenergie vor sich geht, die bis hinein in die Zelle wirkt und die dann dort ablaufenden Syntheseprozesse beeinflusst.

Geist	**-> Photonen**
Photonen	**-> Elektronen, EM-Felder**
Elektronen	**-> DNA**
DNA	**-> Heilungsprozesse**

Durch verschiedene Informationen unseres Bewusstseins wird der ganze Heilungsweg beeinflusst. Dies können wir uns als Modulation vorstellen, welche die Form des Ergebnisses bereits beinhaltet. Diese Parameter beinhalten die Information, einen Code für die neue Schöpfung. Diese Schöpfungsinformation pflanzt sich wie eine Welle vom Denken über die Photonen, die Elektronen, die DNS bis zum Körper fort.

Der Heilungsprozess ist also ursprunghaft von Ihrem Denken abhängig. Zum Denken gehört auch die Kraft des Glaubens.

Der Heilungsprozess ist aber auch von fremden Feldern abhängig. Das ist bei Heilern der Fall, bei Fernheilungen usw. Hier ist die Schöpfungsinformation vom Heiler abhängig.

Fremdfelder, magnetischer oder elektrostatischer Art, können die Vorgänge ebenfalls beeinflussen. Wir sagen allgemein Elektrosmog dazu. Dass „das bisschen Elektrosmog" einen enormen Einfluss auf uns hat, wird jetzt klar. Unser Körpersystem muss eine immense Arbeit leisten, um diese Störfelder zu neutralisieren. Wenn das nicht mehr klappt, dann meldet sich unser Körper ganz sicher und schreit mit seinen Worten: „Ich halt's hier nicht mehr aus."

Wer ist Gott – und die weitere Frage: Wo ist Gott?

Das ist eine der schwierigsten Fragen. Ist er der alte Mann mit Bart, wie er oft auf fantastischen kunstvollen Bildern in Kirchen und anderen Gebäuden zu sehen ist? Wohl nicht. Aus anderen Beschreibungen kann man entnehmen, dass die Verfasser ihn sehr oft als eine Person sehen, wenn auch als eine besondere Art von Person. So las ich es jedenfalls vor Kurzem in einem Zeitungsartikel in meiner Tageszeitung, als über eine Aussage des emeritierten Papstes Benedikt berichtet wurde.

Im Lexikon wird eine Person als lebender Mensch beschrieben. Ja, Gott ist aber unsichtbar. Gibt es unsichtbare Personen? Haben Sie jemals eine unsichtbare Person gesehen? Ach ja, bei Harry Potter ist so etwas möglich.

Gott ist nicht zu beschreiben. Deshalb auch das Gebot: Du sollst dir kein Bild Gottes machen. Ich meine, um Gott zu beschreiben, müssen wir einen ganz anderen Ansatzpunkt wählen. Die Kabbala gibt auf ihre mystische Art sehr gut über die einzelnen Aspekte Gottes Auskunft. Dort können wir sehr viel über das Wesen Gottes und seine Beziehung zum Menschen erfahren (hierzu mehr im folgenden Kapitel). Wenn wir aber nicht fragen „Wer oder was ist Gott", sondern „Wo ist Gott", dann müssen wir in anderen Bereichen suchen.

Ja, wo ist Gott, da oben in den Wolken, im Himmel, hat ihn auch noch niemand gesehen, auch die Astronauten nicht. Viele Antworten auf diese Frage lauten: Gott ist überall, in jedem Menschen, in jedem Tier und in jedem Ding, einfach überall. Nun scheint es ganz einfach zu sein, wir müssen nach etwas suchen, was überall ist. In den kleinsten Dingen, in Dingen, die überall im Universum vorkommen. Und nach Dingen, die auch im Menschen vorkommen, denn Gott ist auch hier.

In den Atomen, in den Elektronen, in den Neutrinos, in den Photonen oder noch kleiner? Hier beginnt der Bereich der Quantenphysik. Die Photonen sind die kleinsten Lichtteilchen, diese tauchen aber doch schon in der Genesis, im Schöpfungsbericht auf, als es heißt: Es werde Licht. Ich bin mir sicher, dass hier nicht unser Tageslicht gemeint ist, sondern in Ermangelung eines besseren Namens für diese kleinsten Teilchen sie einfach mit Licht übersetzt wurden. Und nun befinden wir uns in der Quantenphysik. Hier wird es interessant.

Es scheint doch ein super genialer Schöpfungsakt unseres Schöpfergottes zu sein, das eigene Wesen in eine unendliche Anzahl von kleinsten Partikeln zu vervielfältigen und somit überall und immer, also ewig und allerorten präsent zu sein. Denken Sie selbst einmal darüber nach.

Ich überlege: Wenn es richtig ist, dass Gott bei dieser Betrachtungsweise der kleinsten Teile überall ist, dann ist er auch im Menschen und auch hier überall. Auch ich bin dann ein Schöpfer, weil ich ein Teil Gottes bin und Sie natürlich ebenso.

Kryon, der als „Meister des Magnetismus" bekannte Erzengel, hat das Magnetgitter der Erde neu ausgerichtet, um den Menschen den Kontakt zu Gott leichter zu ermöglichen. Er wird durch verschiedene Channel-Medien wie Lee Caroll oder Barbara Bessen gechannelt. Die Änderung des Erdmagnetfeldes ist ja nachweislich geschehen und dadurch ist uns Menschen der Zugang zur geistigen Welt seit einigen Jahren leichter möglich. Kryon channelte in vielen Liveveranstaltungen interessante spirituelle Themen und erwähnte dabei auch den Zusammenhang mit der Quantenphysik. Zur Frage „Wer er selbst ist" und ich folgere daraus auch die Frage „Wer Gott ist", antwortete er: „Ich bin kein ‚Wer'. Am ehesten werde ich identifiziert als die Ansammlung des Zusammenflusses der schöpferischen Energiequelle im Universum. Ich sage euch, dass ich im Zentrum des Atoms bin. Ich sage euch, dass der Raum zwischen dem Elektronennebel und dem Kern mit Liebe ausgefüllt ist. Ich sage euch, dass die wohlwollende, schöpferische Quellenergie, die Teil von euch ist, auch Teil von mir ist. Sie ist alles in allem. Ihr findet sie in einem Baum, im Boden und im Gras. Ihr findet sie in der Luft, und ihr könnt nicht mit ‚wer' fragen, weil wir nicht singulär sind."

Diese Aussage hat mich tief berührt und mich bestätigt, dass ich mit meiner Vermutung gar nicht so falsch liege. Auch wenn die atomaren Kleinteile für viele Leserinnen und Leser gar nicht so heilig und ehrfurchtsvoll klingen mögen, so ist es doch in der Gesamtheit das, was wir Gott nennen. Wir Menschen wollen immer alles in Schubladen ordnen und etikettieren. In einer anderen Durchgabe zum Thema „Vermenschlichung Gottes" sagte Kryon: „Das, was in eurem Inneren das Höhere Selbst genannt wird, welches unbeschreibbar bleibt, kann einfach nicht angemessen in drei Dimensionen definiert werden. Deshalb wird es oft missverstanden. Es ist an der Zeit, dass alle diese Botschaft hören, auch wenn es darin einzelne Stellen gibt, die ihr möglicherweise nicht versteht. Die Schublade, in der ihr euch befindet, ist ein dreidimensionaler Überlebenskasten. Das ist alles, was ihr wisst. Deshalb geht ihr bei allem, was ihr seht, und bei sämtlichen Entscheidungen, die ihr trefft, nur von der Grundlage dessen aus, was ihr zu wissen meint. Es ist euch einfach nicht möglich, euch auf etwas zu beziehen, was ihr nicht wisst – und doch bitten wir euch, das zu versuchen."

Auch hier können wir daraus entnehmen, dass das Hohe Selbst der Göttliche Teil in uns ist, zwar schwer verständlich, dennoch hat dies mit Quantenphysik zu tun, die wir ja auch (noch) nicht verstehen. Wie Kryon bestätigt, ist das Hohe Selbst ein geistiges Wesen, das zu uns gehört, aber auch der Teil des Schöpfers in uns ist. Das ist nur dann ein wenig mehr verständlich, wenn wir akzeptieren, dass alle Geistwesen außerhalb unserer drei

Dimensionen eins sind. In den höheren Dimensionen gibt es keine Teile Gottes, alles ist eins.

Seit kurzer Zeit ist der Begriff Gottesteilchen in verschiedenen wissenschaftlichen Berichten wieder aufgetaucht. Der bereits 1964 von Peter Higgs verwendete Begriff entstand zwar während einer Diskussion von Wissenschaftlern, als einer sagte: „ ... dieses gottverdammte Teilchen ...". Peter Higgs und Francois Englert erhielten vor Kurzem den Physik-Nobelpreis für die wissenschaftliche Bestätigung der Existenz eines derartigen Teilchens, auch „Higgs-Teilchen" genannt. Diese zentralen Teilchen, die demnach überall vorhanden sind, sollen ein unsichtbares Feld aufbauen, das der Materie eine Masse verleiht. Wenn also dieses Feld uns Dinge sichtbar werden lässt, dann ist dies doch so etwas wie eine Schöpferenergie. Durch diese Schöpferkraft entstehen aus Gedanken (Schöpfungsgedanken oder Ideen) reelle Dinge.

Der hier verwendete Begriff der Gottesteilchen hat, so wie ich das sehe, eine große Bedeutung auch zum Verständnis des Heilungsprozesses. Wenn also diese Teilchen ein unsichtbares Feld aufbauen, das der Materie eine Masse verleiht, dann kann daraus gefolgert werden, dass dadurch aus einer Materie, die noch kein Gewicht hat, also einem Gedanken, Wunsch oder einer Bitte, eine reale Masse entsteht. Diese neu entstandene Masse ist der neue und geheilte Mensch.

An einer anderen Stelle einer Betrachtung von physikalischen Teilchen war die Aussage, dass Atome keine Dinge seien. Mir kommt nun die Erkenntnis, wenn wir im Alltag mit Dingen umgehen und eines dieser Dinge ist auch unser Körper mit dem jeweiligen Zustand gesund oder krank, dann ist immer ein Teil von unserem Schöpfer enthalten, in Form dieser Higgs-Teilchen.

Ist nun dieses Feld aus Gottesteilchen mit dem beschriebenen geistigen Wesen „Hohes Selbst" identisch? Ich kann mir das vorstellen und ich stelle mir das auch so vor. Ich finde dazu bis heute keinen Widerspruch.

Weitere Schritte

Ich möchte nun die technisch wissenschaftlichen Beschreibungen verlassen und zu einem weiteren Thema kommen, das uns eine zusätzliche wertvolle Hilfe anbietet.

Sie werden bei den eigenen Heilungsbitten möglicherweise keinen Erfolg gehabt haben. Die große Frage ist dann: Haben Sie den Kontakt zum Hohen Selbst herstellen können? Sie müssen dann herausfinden, ob der Weg zum Hohen Selbst blockiert ist. Bleiben die richtig und sorgfältig dargebrachten Heilungsbitten ohne Antwort, so müssen weitere Schritte unternommen werden.

Eine Möglichkeit, den Ursachen für vermeintlich nicht beantwortete Gebete und damit eventuell verbundenen Blockierungen auf dem Weg zum Hohen Selbst auf die Spur zu kommen, ist die *Kabbala-Lebensanalyse*, wie ich sie auch mit meinem Programm *KABBASOL* anbiete (siehe hierzu mehr auch im folgenden Kapitel und unter *www.kabbala.de*). Doch bevor ich Ihnen beschreiben kann, was so eine Lebensanalyse für Sie und Ihr Leben bedeuten kann, möchte ich zuvor noch einiges Grundsätzliches zur Kabbala erklären.

Kabbala ist eine Lebensweisheit und eine spirituelle Wissenschaft, die eine universelle lebensbejahende Wirklichkeit enthüllt, die zumeist verborgen war. Sie ermöglicht den Sinn des Lebens zu verstehen, wofür wir erschaffen wurden und woher wir kommen. Das alles können und sollen wir noch in diesem Leben erfahren und verarbeiten. Kabbala ist keine Sekte, sie hat nichts mit Amuletten und heiligem Wasser von Madonna zu tun und gilt für alle Menschen ohne irgendwelche Beschränkungen des eigenen Glaubens.

Der Ursprung liegt im Hebräischen und reicht auf Zeiten lange vor Jesus zurück. Vieles deutet darauf hin, dass Jesus selbst ein hervorragender Kenner und auch Anwender der Kabbala war. Kabbala beschäftigt sich viel mit tiefgründiger mystischer Symbolik. Es ist viel von Abstraktem die Rede und von Versuchen, die Gesetzmäßigkeiten der Schöpfung und der Aspekte Gottes zu deuten.

Die Bücher über die Kabbala beschreiben den ganzheitlichen Weg des Menschen zur inneren und äußeren Vollkommenheit. Eine ganze Reihe von einzelnen Kategorien sind darin enthalten, wie Astrologie, Tarot, Numerologie, das Wissen über die Farben, das Wissen über Ton und Klang, das Wissen über Buchstaben und Worte, Psychologie, dann der große Bereich der Kosmologie, Mystik, Magie und Rituale. Man kann sagen, dass sich die Kabbala mit Gott und der Welt im wahrsten Sinne des Wortes beschäftigt. Kabbala umfasst das Wissen von den Geheimnissen des Lebens. Das Urbild bildet der Lebensbaum *(siehe das Bild „Der Kabbala-Lebensbaum", S.164).*

Eine oft gestellte Frage: Warum wird die Kabbala als eine Geheimlehre bezeichnet?

Es ist überliefert, dass die Schüler der Kabbala-Schulen dem Lehrer folgendes Dokument unterschreiben mussten: „Wir wollen mit dem Lehrer die Kabbala studieren und getreulich alles, was er uns sagt, behalten und niemandem außer uns irgendetwas von den Mysterien mitteilen, die wir aus seinem Munde vernehmen werden." Die Lehren der Kabbala waren also nicht für das breite Publikum gedacht, um diversen Missbrauch und Verfolgung zu vermeiden und sind daher jahrhundertelang als geheim bezeichnet worden. Heute ist diese Lehre kein Geheimnis mehr, denn die Menschen sind heutzutage für solche Themen offen und sehnen sich sogar danach.

In der Kabbala ist ein großer Bereich der Mystik gewidmet. Mystik finden wir in jeder Weltreligion, so auch in unserer christlichen Religion. Die Kabbala kann als ein Versuch gelten, hinter den Wortsinn zu schauen, um auf bestimmte Art und Weise andere Erkenntnisse zu bekommen. Sie ist das Bemühen, durch metaphysische Betrachtung der Dinge neue Erkenntnisse und Einblicke in das Leben zu erhalten. Manche Unschärfen und Gegensätze werden uns zum eigenen Nachdenken anregen.

Das Wort Kabbala wird auch in seiner Bedeutung übersetzt mit „Das Buch des Lebens und der Weisheit". Es leitet sich sprachlich von dem übersetzten Begriff „empfangen" ab, denn einer alten Sage nach soll dieses Wissen direkt von Gott bzw. seinen Engeln eingegeben und von Abraham empfangen und aufgeschrieben worden sein.

Heute würde man sagen, dass dieses Wissen aus der geistigen Welt gechannelt wurde. Wie das auch immer gewesen sein mag, die Kabbala gewinnt heute für den Menschen immer mehr an Bedeutung, da in der Kabbala der innerste Sinn und das Geheimnis des Lebens verborgen ist.

In der Literatur ist der „Sohar" eine Art heiliges Buch, das „Buch des Glanzes" genannt. Es ist eine Sammlung von vielen Visionen und deren Deutungen von rabbinischen Gesprächen, die auf mündliche Überlieferungen aus der Zeit Jesu in Galiläa zurückgehen sollen.

Dieser mystische Teil der Kabbala bedarf eines langen und intensiven Studiums. Aus diesem Grunde will ich hier nur auf das Nötigste eingehen. Vielmehr will ich Ihnen einen ganz neuen Aspekt der Kabbala beschreiben, von dem ich glaube, dass er jeden Menschen, der sich mit spirituellen Themen befasst, interessieren dürfte. In diesem Zusammenhang sind die Fragen von Bedeutung: Woher komme ich und wohin will ich gehen, wo komme ich vor, wo bin ich persönlich gemeint?

Das zentrale Anliegen der Kabbala ist das ganze Menschsein, das zum einen tief im Materiellen verwurzelt ist und zum anderen sich zu Gott emporstreckt.

Die Kabbala und genauso das Christentum zielen auf:
- die Meisterung des praktischen täglichen Lebens
- die Anbindung an Gott und den Bezug zu Gott
- die Seele und deren Individualität

In der Literatur finden sich viele thematische Einteilungen und Gruppierungen. Im Allgemeinen wird die Kabbala in folgende Gruppen eingeteilt:

Die Theoretische Kabbala,

die von der Dynamik der spirituellen Bereiche handelt, insbesondere der Welten der Sefirot. Die Sefirot sind die Aspekte oder Sphären Gottes und diese gelten ebenso für die Seele des Menschen als seine Bewusstseinsebene oder Bewusstseinssphäre.

Die Meditative Kabbala,

die sich mit dem Gebrauch göttlicher Namen beschäftigt, um dadurch in höhere Bewusstseinszustände zu gelangen.

Die Magische Kabbala,

die aus verschiedenen Zeichen, Beschwörungen und göttlichen Namen besteht, durch die man natürliche Ereignisse beeinflussen kann. Der Erfolg dieser magischen Praktiken hängt von der Fähigkeit ab, spirituelle Zustände auszulösen, um dadurch telekinetische oder geistige Zustände einzuleiten und zu vollziehen.

Die uralten Aussagen wurden vielfach und werden vielleicht auch heute noch zu allerlei Magie und Zauber bei magischen Ritualen angewendet. Wenn diese Rituale auch ihren Erfolg haben mögen, so will ich mich hiervon eindeutig distanzieren.

Weil: Erstens erinnern diese Rituale allzu viel an Hokuspokus, von dessen Sinn die meisten Menschen vielfach nichts verstehen. Zweitens gibt es genügend „moderne" Techniken, die es dem einzelnen Menschen ermöglichen, den Sinn seines heutigen Lebens zu erkennen und durch diese Anwendungen seine Gesundheit und seine Lebensfreude wiederzufinden. Einige dieser „modernen" Techniken sind, auch wenn Ihnen diese als altmodisch erscheinen mögen: Meditation, Gebet, Positives Denken, Affirmationen usw. Unter dem hier verwendeten Begriff „Moderne Techniken" verstehe ich, dass diese klar verständlich, eindeutig in der Aussage, einfach und wirkungsvoll in der Anwendung und ohne große Kosten für jeden möglich sein müssen. Oft lassen wir uns verleiten und glauben, nur wenn wir große Opfer und noch größere finanzielle Opfer vollbringen, werden wir das Heil finden. Gott und seine Lebenskräfte sind doch kostenlos. Für eine Hilfe zum Erwerb dessen müssen wir allerdings einen kleinen Beitrag leisten. Wir müssen selbst etwas tun.

Die Zahlenmystische Kabbala

Eine der Besonderheiten des Hebräischen ist, dass jedem Buchstaben eine Zahl und eine Bedeutung zugeordnet werden kann. Dieser Tatbestand bildet die Grundlage der Zahlenmystik in der Kabbala.

Gematria – Die Umsetzung von Worten in Zahlen

Die Technik der Gematria basiert auf dem relativen numerischen Wert von Worten. Worte gleichen numerischen Wertes werden als sich gegenseitig erklärend betrachtet und diese Theorie wird auch auf Wortgruppen ausgedehnt. Dazu im Folgenden ein Beispiel *(alle diese Beispiele der Gematria gelten nur für hebräische Buchstaben und Worte):*

Die Frage „Was ist Gott", wird oft mit „Gott ist Liebe" beantwortet. Diese Behauptung soll hier sozusagen mathematisch oder algebraisch bewiesen werden. Es soll nachgewiesen werden, dass

Gott, der Eine = Liebe, und Gott, der Eine + Liebe = Jahve bedeutet.

Das hebräische Wort „Echad" bedeutet Eins oder der Eine und hat den Zahlenwert 13.

Das hebräische Wort „Ahabah" bedeutet Liebe und hat ebenfalls den Zahlenwert 13.

Der im Alten Testament oft genannte Name Gottes „Jahve" hat den Zahlenwert 26, ist also die Summe der beiden Werte.

Dargestellt als quasi Algebragleichung:

Echad	= Der Eine	= 13
Ahabah	= Liebe	= 13
Echad + Ahabah	= Jahve	= 26

Auf den Punkt gebracht:

Die beiden identischen Zahlenwerte werden gleichgesetzt und das ist dann der Beweis:

„Gott der Eine ist die Liebe" und

„Jahve ist der Eine Gott und die Liebe".

Das ist doch ein wunderbarer Beweis.

Die Anwendbare Kabbala

Es geht mir darum, mit der Kabbala etwas Einfaches, Verständliches und Anwendbares an der Hand zu haben, daher füge ich diese weitere Gruppe in der Einteilung der Kabbala hinzu, die Anwendbare Kabbala.

In der heutigen Zeit sucht der Mensch nach etwas leicht Anwendbarem, leicht Verständlichem und oft auch mit weniger schöngeistigem Gehabe, was aber dennoch zur eigenen Weiterentwicklung führt.

Es ist eine Tatsache, dass wir Menschen für eine Weile hier auf Erden leben müssen oder auch leben dürfen. Ein jeder geht seinen Weg wie er will und wie er kann und wird am Ende darüber Rechenschaft abgeben müssen vor sich selbst und die Frage wird lauten: „Was bleibt von all meinen angesammelten Reichtümern? Wo habe ich mich selbst betrogen? Was kann ich mitnehmen?" Diesen Fragen, die jeden zwangsläufig einmal erwarten, kann ich dann ganz gelassen ins Auge sehen, wenn ich mir heute schon meines Lebenssinnes bewusst bin. Diesem Lebenssinn komme ich auf die Spur, wenn ich mich immer wieder frage: „Was will Gott von mir, welche Aufgaben habe ich übertragen bekommen? Wo kann ich meine Talente einsetzen?" Mit solchen oder ähnlichen Fragen kann ich meine Schätze zum Vorschein bringen, die auf dem Grunde meiner Seele nur warten, geborgen zu werden.

Doch immer wieder sagen Menschen, dass sie ja suchen würden, aber nicht finden könnten. Das Problem liegt darin, dass diese Menschen dieses Suchen erst gar nicht in sich spüren wollen. Es ist nämlich Gott, der uns in uns selbst sucht und in uns spricht. Es ist nur die Frage: Will ich mich finden lassen und bin ich bereit, zu hören und ihm zu gehören. Wer dann zuhört, wird den Sinn der Worte erkennen: „Ich habe dich bei deinem Namen gerufen, nun bist du mein Eigen." (Jesaja 43, Vers 1).

Was will die Anwendbare Kabbala uns nun sagen?

Sie will mich auf meinen eigenen Lebensweg hinweisen, um aus eigener innerer Erkenntnis heraus dadurch Glück, Erfüllung, Vollendung und Seligkeit zu erreichen. Die Kabbala ist keinesfalls der Auffassung, dass wir ein freudloses, enthaltsames Leben führen sollen, um nachher für das Versäumte und Erlittene belohnt zu werden. Die Kabbala will vielmehr, dass wir hinfinden zu einem Leben und Wirken mit Gott und das Gesuchte hier auf Erden finden mitten in unseren täglichen Pflichten. Die Kabbala will, dass wir unser Leben entsprechend unserem inneren Auftrag erfüllen können und die göttlichen Gesetze erfahren und anwenden und so in unserer universalen Entwicklung höhersteigen.

Die Kabbala und die Lehre Jesu sind untrennbar miteinander verwoben, und das nicht nur meiner Auffassung nach. Und so verstehe ich beide Lehren als eine gemeinsame Lehre, die sich auf eine Erfüllung ihrer Aussagen im Hier und Jetzt und Heute beziehen und nicht auf ein irgendwann einmal.

Jesus sagte in seiner Bergpredigt nicht: „Selig werden (irgendwann einmal) diejenigen, die sanftmütig sind ...", sondern er sagt: „Selig ist, wer sanftmütig ist" (Matthäus Kap. 5, Vers 5). Diese Aussagen der Bergpredigt beziehen sich auf die Gegenwart, auf heute. Und so geht es der Kabbala ebenso darum, das Göttliche unmittelbar hier im Alltag zu erfahren und nicht irgendwann einmal, nicht in der Abgeschiedenheit eines Klosters oder Ashrams. Gebet und Meditation sollten als Hilfe verstanden werden, um mit der Kraft, die wir dabei erfahren, unser Leben bewusster und erfüllter gestalten zu können.

Wenn wir uns mit der Kabbala beschäftigen, werden wir sehr bald erkennen, dass es sich auch hier wie bei vielen anderen Themen unseres spirituellen Lebens um keine Lehre im Sinne von Gesetzen handelt. Oft stoßen wir auf scheinbare Gegensätze. Es ist eine gewisse Unschärfe, ein „Sowohl-als-auch" in den Aussagen enthalten. Aber gerade dies will den Menschen anregen, selber nachzudenken und zu eigenen Resultaten zu kommen. Wir müssen verstehen, dass die Kabbala keine Lehre im streng dogmatischen Sinne ist, sondern ein Denkprozess, eine mystische Lehre, die immer weiter wächst, auch weiter wächst durch unser Denken und Erkennen. Wie auch viele große Meister sagen, geht es im Leben nicht darum, dass wir Dinge bis ins Detail verstehen und sie beschreiben können und einen Namen dafür haben, sondern dass wir diese Dinge tun. Und so ist die Kabbala nicht als Dogma zu verstehen, sondern als Anregung und Anleitung für ein freiwilliges Tun. Denn nur dann, wenn wir etwas getan haben, werden wir dafür entsprechend belohnt und nicht, wenn wir etwas nur rein theoretisch verstanden haben.

Auf den Punkt gebracht:

Die Kabbala arbeitet mit uns,
wenn wir mit ihr arbeiten. *(Meine Frau, Inge Meyer)*

Die Numerologie der Kabbala – ein perfektes System für den modernen Menschen

Durch neue Entdeckungen konnten die geheimen Aussagen der Kabbala entschlüsselt werden und ermöglichen heute neue Aussagen für den einzelnen Menschen.

Der heutige Mensch braucht in unserer schnelllebigen Zeit etwas Konkretes, etwas mit dem er arbeiten kann, das schnell verstanden werden kann. Und so tun sich die Theologen mit der Auslegung der Bibel genauso schwer wie die Kabbalisten mit der Auslegung der Kabbala. Es muss also etwas Neues, Einfaches und Nützliches sich herauskristallisieren, aber ohne das Alte zu verwerfen. Für die heutige sogenannte „Neue Zeit" muss das Alte entrümpelt werden, um dem eigentlichen Kern einen neuen Glanz zu geben. Wenn man dann zu diesem neuen Kern sagen kann: „Das ist es, wonach ich schon lange gesucht habe, wonach ich mich schon lange gesehnt habe", dann ist die Entrümpelung perfekt und etwas wirklich Brauchbares entstanden.

Vor allem das, was für den Menschen direkt anwendbar ist, sind die numerologischen Aussagen aus der Kabbala. Wenn wir uns nochmals den Satz „Ich habe dich bei deinem Namen gerufen, nun bist du mein Eigen" aus der Bibel in Erinnerung rufen, so können wir ganz leicht daraus ableiten, dass der eigene Name eine ganz wesentliche Bedeutung in Bezug auf Gott hat. Es ist mein Name, mit dem ich in mein Leben getreten bin. Ja, Ihr Name und Ihr Geburtsdatum ist die Beschreibung ihrer Persönlichkeit. Es ist sozusagen wie bei einem Fahrzeug das Typenschild und die Fahrgestellnummer Ihrer Wesenheit, die Sie in sich tragen. Wenn nun jeder Mensch einen anderen Namen besitzt und ein anderes Geburtsdatum hat, so ist leicht einzusehen, dass es keine zwei gleichen Menschen gibt. Jeder Mensch ist ein individuelles, von Gott einzigartig erschaffenes Wesen.

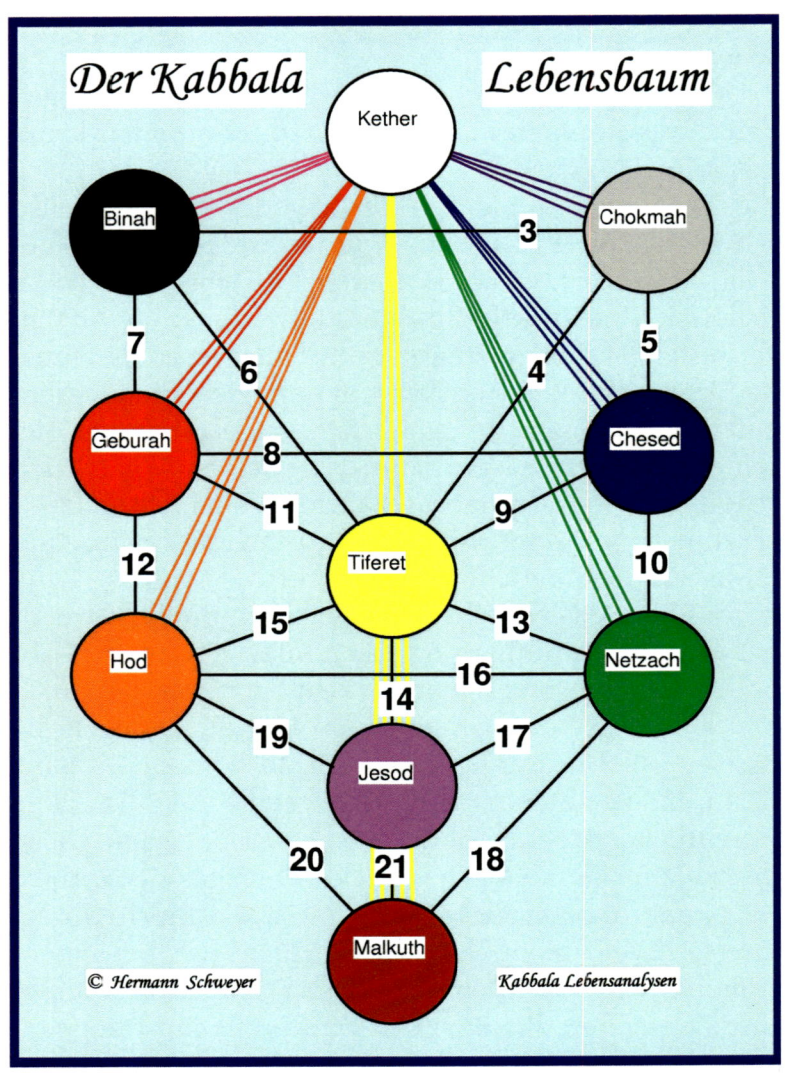

Abb. 6: Der Kabbala-Lebensbaum mit hebräischen Namen

Es ist nichts Neues, dass seit Jahrtausenden die Menschen nach dem tieferen Sinn in ihrem Leben suchen. Schon die alten Philosophen wussten, dass dieser Lebenssinn, nach dem wir alle suchen, in bestimmte Gesetze und Ordnungen eingebettet sein muss.

Das sind die sogenannten Naturgesetze, von denen es eine Vielzahl gibt und die uns ganz gewiss noch längst nicht alle bekannt, geschweige denn bewusst sind.

Da den meisten Menschen die Kenntnisse über die kosmischen Zusammenhänge dieser Naturgesetze abhandengekommen sind, erkennen sie nur selten die enge Verflechtung der eigenen Erlebnisse mit dem Geschehen und der Planung des Universums. Sie sehen in den Ereignissen etwas Zufälliges und sprechen von Glück, wenn es sich um eine gerade brauchbare Begebenheit handelt oder von Unglück und Pech, wenn die Begebenheit nicht in den eigenen Kram passt.

Der Kabbala-Lebensbaum (Hebräisch)

Der Lebensbaum, das zentrale Bild der Kabbala, ist ein Hilfsmittel, eine Landkarte des Bewusstseins, aus der viele Informationen über die Seele des jeweiligen Menschen entnommen werden können.

Die 10 Sefirot (die Einzahl heißt Sefira) sind nummeriert von 1 bis 10 und tragen hebräische Namen, die seit Jahrtausenden überliefert sind.

Dieses System mit den 10 Symbolen ist ein Diagramm, in dem jede vorkommende Kraft im Universum und genauso in der Seele des Menschen dargestellt ist. Es ist der Versuch, diese Kräfte des Universums miteinander in Verbindung zu setzen und ähnlich einer

Landkarte darzustellen. Jedes Symbol stellt eine kosmische Kraft, eine Energieform, eine Intelligenz dar.

Der Lebensbaum

Zum richtigen Verständnis: Es handelt sich hier um Prinzipien und Zustände, nicht um Personen.

1. Kether. Die Krone. Höchste Gotteskraft. Die Krone befindet sich am Kopf des Baumes. Der Urpunkt, in ihm ist alles enthalten, was ist und sein wird. Sie ist der Zustand vor aller Schöpfung. Sie hat keine Form, ist reines Bewusstsein. Stellt aber in sich die erste Form zu einer möglichen Manifestation zur Verfügung, woraus alle folgenden entspringen. Es ist der Urgeist. Um diese Urkraft Kether auch im Sinne der Geistheilung, wo es ja um Lichtquanten geht, weiter zu verdeutlichen, sind die 7 Spektralfarben eingezeichnet. Diese gehen von Kether aus und strahlen zu den 7 unterhalb liegenden Sefirot, deren farbliche Darstellung mit den Spektalfarben übereinstimmen.

2. Chokmah. Die Weisheit. Höchster Vater. Höchste Yang-Kraft. Ist die Idee und die Zeugung. Chokmah stellt die Urdynamik dar, den Motor des Universums. Ist ein Kanal, durch den die Kräfte von Kether zum Fließen kommen. Es ist der große Vater, der sprach, es werde Licht.

3. Binah. Verständnis. Höchste tätige Liebe. Höchste Yin-Kraft. Der Mutterschoß allen Lebens. Die große Mutter. Das ordnende und stabilisierende Prinzip für die von Chokmah einströmende Energie. In der Vereinigung von Chokmah und Binah finden wir auch den Schlüssel zur Sexualität, zur Schöpfung des Neuen und auch die Schöp-

fungsgeschichte selbst. Schöpfung ist immer die Vereinigung von zwei Gegensätzen.

Diese drei Kräfte symbolisieren eine Dreieinigkeit, aus der zuerst der geistige Mensch Adam und später die Welt entspringt.

4. Chesed. Die Gnade, die Liebe. Der Grenzüberschreiter. Die Majestät, der König. Hier beginnt das Reich des Mikrokosmos. Chesed stellt die Ausformung des Abstrakten ins Konkrete dar. Es ist die geistige Vorstellung, die ins Materielle umgesetzt werden will. Aus Chesed entspringen alle spirituellen Tugenden.

5. Geburah. Das Gericht, die Strenge. Sie ist eine problemlösende Kreativität mit Macht und Kraft. Hat Mut zu neuen Lösungen. Geburah ist Gerechtigkeit, das kraftvollste und diszipliniertestes Prinzip.

6. Tiferet. Die Schönheit, Milde. Die innere Sonne. Diese Sefira stellt ein Gleichgewicht in der Mitte des Baumes dar. Stellt das Christusbewusstsein, das Hohe Selbst dar, das auch Jesus für uns sein will.

7. Netzach. Die Kraft, der Sieg und die Entschlossenheit. Schöpferische Imagination. Hoffnung und Heilkraft. Die Welt der Instinkte, der Gefühle.

8. Hod. Die Herrlichkeit. Sach- und Fachkompetenz. Ordnung und Struktur. Glanzvolle Ausstrahlung. Hier wirken die intellektuellen Kräfte. Die Gefühle (von Netzach) nehmen hier Gestalt an.

9. Jesod. Das Fundament. Souveränität. Das Unterbewusstsein. Ist das Zentrum des Unteren Selbst. Hier ist der Sitz der Intuition, der Eingebung.

10. Malkuth. Die Verwirklichung. Das Königreich. Die Erde. Die physische Welt, die Materie. Hier wirken sich alle Kräfte und Prinzipien aus, kommen zur Wirkung.

Aus diesem Lebensbaum lässt sich nicht nur das Wesen Gottes und der Welt, die Schöpfungsgeschichte und vieles mehr ableiten und erklären, sondern der Lebensbaum lässt sich auch für unseren eigenen Schöpfungsvorgang, für unsere geistige und seelische Entwicklung anwenden.

Die 22 Wege

Diese 10 Sefirot können nun miteinander verbunden werden und es ergeben sich hierbei 22 Wege, die Zählweise ist hier von 0 bis 21. Das sind die 22 Wege, die auch im Tarot vorkommen, denn der Tarot stammt ja von der Kabbala ab.

Auch das hebräische Alphabet besteht aus 22 Buchstaben. Durch eine zahlenmäßige Zuordnung dieser Buchstaben und dieser Wege können wichtige Zusammenhänge mit den eigenen Lebensaufgaben gefunden werden. Diese 22 Wege stellen 22 verschiedene Zustände des Bewusstseins der kosmischen Energie und die Essenz alles Existierenden dar.

In der Kabbala-Lebensanalyse können für einen Menschen aus seinen Namen und seinem Geburtsdatum seine Wege berechnet werden. Das sind dann die Themen, die in seinem Leben eine Rolle spielen, die in seiner eigenen Schöpfung vorherrschen, nämlich:

Das Ursprungsthema, das Wandlungsthema und das Zielthema.

Das bedeutet dann im wahrsten Sinne des Wortes, dass der Name auch gleichzeitig Programm ist.

Das Ursprungsthema

In diese Aufgabe ist der Mensch hineingeboren. Das ist sozusagen das Firmenschild, auf dem steht, welche Aufgaben der Mensch vertreten will.

Das Wandlungsthema

Diese Kraft wird für die Aufgaben zur eigenen Wandlung zur Verfügung gestellt. Es ist wie ein Zauberstab, wie ein eigenes Werkzeug, mit dem die Wandlungen erreicht werden können.

Das Zielthema

Das ist der eigentliche Wunsch der Seele; dieses geistige Ziel will sie erreichen.

Das Sekundäre Zielthema

Das ist ein weiterer Wunsch der Seele, welchen sie im späteren Verlauf des Lebens erreichen möchte. Der Zeitpunkt ist dann gekommen, wenn das erste Zielthema erkannt und daran gearbeitet wurde.

Der errechnete Weg aus der Kabbala-Lebensanalyse, das entsprechende Thema, lässt sich dann mit einem der 22 Wege genauer beschreiben. Diese Wege sind auch in meinem Buch „Die Kabbala Lebensanalyse" beschrieben.

Ein Blick zur Geistigen Heilung

Sie kennen vielleicht einen Geistheiler. Vielleicht waren Sie schon bei einem. Haben Sie Erfolg gehabt? Ist das Leiden verschwunden? Oder ist es wiedergekommen? Ich meine, ein Leiden verschwindet dann, wenn sich der Patient auch geistig verändert, wenn er geistig umkehrt, wenn er seine Denkweise ändert, wenn er zum Positiven zurückkehrt. Das ist dann echte Geistheilung, durch den eigenen Geist sich selbst heilen und nicht einen anderen etwas machen lassen, das zwar auch seine Berechtigung hat, wenn man es als Hilfe ansieht, als ersten Schub. Aber immer ist es der eigene Geist, der gefordert ist, umzudenken, anders zu denken, und das Schlechte, das Übel, das er nun erkennen soll, nicht mehr zu tun.

Viele Geistheiler betonen, dass wir vom Bösen wegkommen sollen, das Gute erkennen und auch tun sollen. Der in den 1950er Jahren bekannte und zuvor genannte Geistheiler Bruno Gröning sagte seinen vielen Zuhörern, dass auch die Krankheit das Böse sei und dass wir durch unser falsches Verhalten, durch unser falsches Denken und durch unser schlechtes Reden das Negative in unser Bewusstsein aufnähmen. Auch Jesus hat zu den Geheilten gesagt: Steh auf und sündige nicht mehr. Und unter Sünde ist ein „Sich abwenden von Gott, ein Abwenden vom Guten" gemeint.

Manche von Ihnen werden nun sagen, dass dies ja für jeden Menschen gültig sei und dass Sie all dies doch schon machen und trotzdem krank sind.

An das Gute, das Positive glauben und es tun ist eine grundsätzliche Aufgabe jedes Menschen. Das ist richtig. Darüber hinaus hat jeder Mensch noch individuelle Lebens- und Lernaufgaben. Lernaufgaben, die in der Schule des Lebens ganz besonders, quasi herausragend zu verrichten sind. Unsere Seele will nicht nur allgemein lernen, sondern hat sich ganz bestimmte Aufgaben gestellt, Aufgaben die sie ganz besonders erreichen will. Und hier ist der Sinn des individuellen Lebens zu suchen.

Was diese Lebens- und Lernaufgaben betrifft, ergeben sich weitere Fragen:

- Was will ich, was will meine Seele eigentlich auf dieser Welt?
- Und was ist meine Lebensaufgabe, was will ich lernen?
- Und wenn ich etwas lernen soll und lernen will, muss es auch eine Möglichkeit geben, mich auf Blockierungen hinzuweisen, also die weitere Frage:
- Wie werde ich dabei auf meine Blockierungen hingewiesen?

Lassen Sie uns diesen neuen Fragenkomplex näher betrachten:

Oft nützen all meine Bemühungen in Richtung des Positiven nichts, obwohl ich doch glaube, alles zu machen, was in all den Büchern steht, und die ganzen guten Ratschläge meiner Mitmenschen bringen auch nichts? Bin ich dann hoffnungslos verlassen, von Gott und allen guten Geistern?

Theoretisch müsste es eigentlich möglich sein, sich hinzusetzen, zu meditieren, eine Selbstanalyse zu betreiben, sich im Geiste eine Liste seiner Unzulänglichkeiten und Fehler zu machen, deren auslösende Ursache herauszufinden, die innere Einstellung zu ändern und entsprechend zu handeln. Doch oft haben wir auch ein Brett vor dem Kopf, haben keine Zeit, mit der nötigen großen Geduld in uns zu gehen und unser Inneres zu fragen, was unsere Aufgabe denn wäre. Aber das ist auch nicht so leicht und nur wenige können dies machen, wenn das nicht sogar unmöglich ist.

Und wenn auch die ganzen guten Ratschläge nicht helfen, verlieren wir den Glauben an eine Gerechtigkeit Gottes und wir zweifeln und verzweifeln.

All diese Vielfalt im Leben und ganz besonders im geistigen Bereich müssen wir anerkennen, voraussetzen und zulassen. Wir müssen erkennen, dass das, was für mich richtig erscheint, für den anderen noch lange nicht in gleicher Weise zutreffen muss. So oft wollen wir alles über einen Kamm scheren. Jeder Mensch hat seinen eigenen Weg, seine eigenen Lebensaufgaben, seine eigenen Lernaufgaben. Das Leben ist dazu da, damit ich persönlich, als einzigartiges göttliches Wesen in der Materie, hier im Physischen lerne und mich vorbereite auf ein Leben im geistigen Bereich. Ich muss und will hier Erfahrungen machen, Eindrücke sammeln und meine Lebensaufgaben lernen. Aus der Vielfalt der Möglichkeiten lernen. Nicht mein Körper braucht diese Erfahrungen, nein, meine Seele will lernen.

Um dies zu erreichen, hat die Seele sich vor ihrer Inkarnation diese ganz bestimmten Lernaufgaben vorgenommen. Diese Lernaufgaben stehen auch in einem engen Zusammenhang mit dem großen göttlichen Plan.

Jede Seele will die Lebens- und Lernaufgaben unter allen Umständen bewältigen, die sie sich für dieses

Leben vorgenommen hat. Gelingt ihr das nicht, weil ihr dies nicht ermöglicht wird, dann macht sie sich auf eine ganz bestimmte Art bemerkbar. Sie beschwert sich und will dann sagen: „Du machst etwas falsch!" Die Seele macht sich dann durch eine Krankheit bemerkbar.

Der Sinn von Krankheiten

Krankheit und Leid kommt nicht zufällig auf uns zu, sondern es hat eine tiefe Bedeutung. Gerade um diese anscheinend negative Seite der Naturgesetze zu ertragen oder, viel besser, verstehen zu können, sollte man sich Gedanken über deren Sinn machen. Denn nur dann, wenn man die wahren Gründe dieser Ereignisse, seien sie positiv oder negativ, erkennt, ist man in der Lage, seine Lebensweise zu durchschauen und sein Verhalten zu ändern und so einzurichten, dass es mit den Naturgesetzen übereinstimmt.

Viele der ganzheitlichen Heiler sagen, dass die Ursachen aller Krankheiten bis zu 90 Prozent seelischen Ursprungs sind. Daraus könnte man jetzt den Schluss ziehen, die Seele hat Schuld. Um aber nicht schon wieder einen Schuldigen, der letztlich doch unschuldig ist, anzuprangern, müssen wir vielmehr ergründen, was die Seele uns sagen will.

Krankheiten verfolgen keinen Selbstzweck und sind auch nicht als Strafe für irgendwelche, meist ergründbare Sünden gedacht. Krankheiten sind Teil unserer Lebensschule und sind Hilfen und Warnsignale. Sie sollen den Menschen auf seine Fehler und Schwächen aufmerksam machen, die ihn an seiner geistigen Weiterentwicklung hindern.

Nun ist die präzise Frage: Warum bin ich krank?

Dazu lassen sich in vielen Büchern mehr oder weniger passende Antworten finden. Zumeist sind es Antworten, die nur einen kleinen Personenkreis betreffen, oder Sie finden dort allgemein gültige Antworten, aber keine persönlichen Antworten. Es bleibt dann immer wieder die Frage: „Was mache ich falsch und warum bin ich immer wieder mit diesem oder jenem Leiden geplagt?"

Wir wissen auch, und das können wir in vielen Büchern nachlesen, dass die Ursachen der Krankheiten in unserem falschen Denken liegen. So, wie wir denken, und wovon wir dann folglich auch überzeugt sind, so handeln wir und so geschieht uns auch. Es hat auch Jesus gesagt: „Dir geschehe nach deinem Glauben."

Wie beschwert sich die Seele?

Die Seele sucht bei jedem Menschen immer eine ganz spezifische Möglichkeit, ihn auf sein falsches Verhalten oder seine störende innere Haltung hinzuweisen. Dies sind bei ihm ganz bestimmte Körperteile oder Körperorgane und bei einem anderen Menschen wieder ganz andere, an denen die Seele anklopft. Dann will sie genau sagen, wo der Mensch die ihm zur Verfügung stehende Energie nicht richtig durch sich und damit zu seiner Umwelt fließen lässt. Da jeder Mensch mit seiner innewohnenden Seele nun ganz spezifische Aufgaben zu erfüllen hat, kann es keine allgemeine Antwort auf meine Lernaufgaben geben, sondern nur ganz individuelle. Alle Bücher, die es auf dem Markt gibt und alle Ratschläge, die Sie von lieben Menschen erhalten, können nur von allgemeiner Art sein.

Eine genauere Betrachtung dieser ganz persönlichen Fragen kann mit einer Kabbala-Lebensanalyse beantwortet werden.

Das Energiebild

Das Energiebild und dessen Berechnungsmethode ist in der Literatur bisher kaum bekannt geworden. Aus diesem Grund ist im Jahr 2003 im Windpferd-Verlag mein Buch „Die Kabbala-Lebensanalyse" erschienen. Dort wird alles erklärt und die Berechnung für eine Person kann heute im Internet durchgeführt werden. Die errechneten Ergebnisse können dann wieder in diesem Buch nachgesehen werden. Auch hier handelt es sich um mündliche Überlieferungen und um, wie man heute sagt, gechannelte Durchgaben, wie beim Urwissen der Kabbala selbst.

Die Grundidee bei diesem Bild ist folgende: Die Seele hat sich vor ihrer Inkarnation gewisse Aufgaben für dieses Leben vorgenommen, die sie lernen und erfüllen will. Dafür bekommt der Mensch vom Universum, von Gott, auch die nötigen Energien dazu, um diese Lernaufgaben erfüllen zu können.

Aber der Mensch hat ja den freien Willen und kann sagen: „Das will ich nicht lernen und auch nicht machen." Und für solche Fälle gibt es Warnsignale der Seele. Diese gab es schon immer, nur erkannt haben wir sie zu wenig. Diese Warnsignale sind körperliche Beschwerden oder Krankheiten. Die Seele will den Menschen auf Fehler hinweisen. Diese Warnsignale sind aber ganz speziell und für jeden unterschiedlich; der Mensch ist ja ein Individuum, ein einzigartiges Wesen und keine Maschine.

Hier kommt die Aussage von Geistheilern zur Geltung, dass die körperlichen Beschwerden ja nur das Zeichen dafür sind, dass sich unsere Seele über unser geistiges Fehlverhalten beschweren will.

Aber auf welche Art beschwert sich nun meine eigene Seele? Eine Gebrauchsanweisung wäre schön. Bei einem Auto ist eine solche dabei. Darin steht, wenn die rote Lampe brennt, dann ist Öl nachzufüllen. Aber eine Gebrauchsanweisung für meine eigene Seele?

Eine solche „Gebrauchsanweisung" kann nun mit der Kabbala-Lebensanalyse erstellt werden, aus der Sie Ihre Aufgaben ersehen, die Ihre Seele lernen will und auch, welche Warnlampe dann brennt, welches Warnsignal die Seele ertönen lässt, wenn Sie etwas falsch machen.

Das Energiebild stellt Ihren seelisch-geistigen Bauplan dar. Nach diesem Plan handelt Ihre Seele, um das gesetzte Lebensziel zu erreichen und Sie auf eventuelle Fehler aufmerksam zu machen. Da sich für jedes Geburtsdatum ein anderes Energiebild ergibt, ist es schwierig, ein solches Bild kurz und allgemein zu erklären. Ich will dieses Bild anhand eines Musters für die allseits bekannte Renate Mustermann, geboren am 3.9.1974, erklären.

Dazu sehen Sie sich das Bild „Energiebild Mustermann" (S. 177, Abb. 7) an. Es ist ein Bild, wie es mit meinem Computerprogramm Kabbasol-Online erstellt wird.

Wie ist das Energiebild zu verstehen?

Sie sehen auf diesem Bild die 10 Einströmpunkte (Kreise), denen 10 Energiearten zugeordnet sind. Diese Energiearten haben ihren Ursprung in den 10 kosmi-

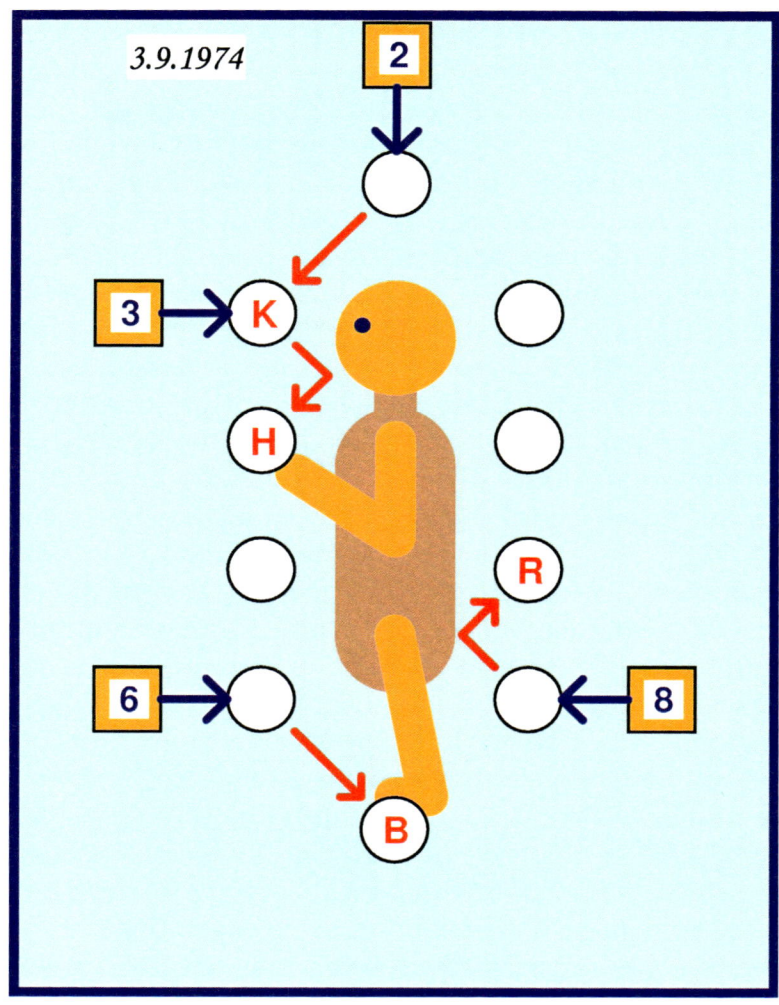

Abb. 7: Beispiel eines Energiebildes für Renate Mustermann, geb. 3.9.1974

schen Urkräften, die aus den 10 Sefirot abgeleitet werden. In diese Punkte, genauer gesagt in die zugehörigen Chakren des Körpers strömen die verschiedenen Lebensenergien ein. Im Leben des Menschen gilt es, diese Energien zu nutzen und mit diesen Energien zu leben, diese umzusetzen, zu lernen und zu wachsen.

Da sich die Seele des Menschen gewisse Lebensaufgaben gestellt hat, erhält der Mensch dazu von unserem Schöpfer, von Gott, die nötige Energie. Diese strömt ihm an einigen dieser 10 Punkte in verschiedener Intensität zu. Das kann ein einziger Punkt oder auch mehrere sein. Jede Seele hat sich demnach ein gewisses Sortiment von Lernaufgaben ausgesucht. Jedem dieser Einströmpunkte ist auch eine Lernaufgabe zugehörig. Mit dieser Energie erhält der Mensch die Kraft für seine Aufgaben. Wenn er diese Kraft voll ausschöpft, indem er die Lernaufgaben, die er vom Universum erhält, annimmt und umsetzt und somit lernt, ist sein seelischer Energiehaushalt ausgeglichen. Wenn er aber diese Energie nicht oder nur teilweise umsetzt, dann fließt sie in seinem Körper weiter und macht sich an bestimmten Stellen, aber bei jedem Menschen an einer anderen Stelle, behindernd bemerkbar. Dieser Energiestau, man nennt es auch Energieblockade, führt letztendlich zu Krankheiten. Dann kann man sagen, es beginnt für ihn ein Passionsweg. Dieser Passionsweg führt nicht zwangsläufig zu einem bitteren Ende, sondern der Mensch hat es immer in der Hand, die falsche Richtung zu verlassen und umzukehren. Seine Seele möchte sich dadurch bemerkbar machen und ihm sagen: „Du nutzt die vorhandene Energie nicht zu deinem und der anderen Besten."

Anders ausgedrückt: Wenn der Mensch seine Lernaufgaben noch nicht richtig erfüllt, dann holt die Seele den Holzhammer hervor und zeigt ihm auf der körperlichen Ebene ganz deutlich das Ergebnis davon, dass seine Denk- und Verhaltensweisen noch nicht in die Richtung gehen, die seine Seele als bestmögliche Manifestation des Guten in seinem Leben bestimmt hat. Diese Warnhinweise seiner Seele können ein kleiner Schnupfen sein oder aber auch eine schwere Krankheit. Dies hängt von ihm ab, wie wenig oder wie viel er von der Energie umsetzt. Das Nichtumsetzen dieser Energie wäre dann das bittere Ende des betreffenden Passionsweges.

Diesen 10 Einströmpunkten in der weiter unten genannten Tabelle der Energiearten, die zugleich Lernaufgaben bedeuten, sind bestimmte Chakren und ebenso bestimmte Körperstellen zugeordnet. In der Mitte Ihres Kabbala-Energiebildes ist ein Körper angedeutet zur Orientierung und zur leichteren Zuordnung dieser 10 Einströmpunkte.

Die Einströmpunkte sowie die zugehörige Lernaufgabe sind mit den Nummern 1–10 bezeichnet. Diese sind aber nicht zu verwechseln mit den 10 Sefirot des Lebensbaumes. Die Passionswege sind mit Buchstaben bezeichnet (siehe Tabelle der Passionswege weiter unten).

Im Energiebild für Renate Mustermann als Beispiel wurde nun errechnet, an welchen Punkten sie Energie für ihre Lebensaufgaben erhält und auch an welchen Stellen sich die eventuell nicht umgesetzte Energie störend bemerkbar macht. Die persönlichen Energien sind aus den goldgelben Kästchen ersichtlich, die über die blauen Pfeile den danebenliegenden Einströmpunkten (Kreise) zufließen. Das sind die Lernaufgaben Nummer 2, 3, 6 und 8.

Der Passionsweg bekommt dann eine Bedeutung, wenn Renate die Energie nicht umsetzt. Dann weist ein roter Pfeil auf die Körperstelle hin, bei dem sich die nicht umgesetzte Energie als körperliche oder seelische Störung bemerkbar macht. Dort wäre dann das Ende des Passionsweges. Im vorliegenden Beispiel würde Renate Mustermann Probleme im Kopf (Passionsweg K) bekommen, wenn sie die Lernaufgabe 2 „Liebhaben statt Rechthaben" nicht umsetzt. Weiterhin könnte sie Halsprobleme (Passionsweg H) bekommen, wenn sie keine lebensbejahenden Entscheidungen trifft, siehe Lernaufgabe 3. Dann kann es weitergehen mit Problemen beim Gehen (Passionsweg B), wenn es an Lebensfreude fehlt, siehe Lernaufgabe 6. Und zuletzt kann es zu Rückenproblemen (Passionsweg R) kommen, wenn sie nicht geistig eins wird mit den positiven Kräften ihrer Umwelt, siehe Lernaufgabe 8.

Diese persönlichen Lernaufgaben bedeuten ganz klare Ansagen für die eigene Heilung. Einfach gesagt: Wenn ich gesundheitliche Probleme an einer bestimmten Körperstelle habe, brauche ich nur in der eigenen Kabbala-Lebensanalyse nachzusehen, von welcher Lernaufgabe die fehlgeleitete Energie stammt. Diese Lernaufgabe gilt es dann umzusetzen. Dieses Umsetzen ist in den Analysen beschrieben. Eine Kurzbeschreibung der Lernaufgaben ist aus nachfolgender Übersicht ersichtlich.

Übersicht: Einströmpunkte mit Lernaufgaben

- **Nr. 1 Kronen-Chakra, Hinterkopf**
  Universelle Verbundenheit. Spirituelle Entfaltung.
  Gottverbundenheit, Gottvertrauen.
  Einsatz von Geistkraft

- **Nr. 2 Stirn-Chakra, Scheitel**
  Liebhaben statt Rechthaben; ohne Dogmatismus.
  Liebevolle Einsichtsfähigkeit. Intuition

- **Nr. 3 Hals-Chakra, Stirn**
  Positive Lebensbe-Ja-hende Entscheidungen, die allen
  Freude machen, „Ich bin für ..."

- **Nr. 4 Hals-Chakra, Hals**
  Wesenhafter Selbstausdruck durch Sprache u. Hände.
  Mich selbst einbringen. Kommunikation

- **Nr. 5 Nabel-Chakra, Brust**
  Einzigartigkeit leben; Selbstbestimmung ohne Fremd-
  bestimmung, ohne „man-Gesetze". Aufgaben finden

- **Nr. 6 Sexual-Chakra, Geschlechtsorgane, phys. Körper**
  Lebensfreude. Lebens- u. Liebes-Lust, Vitalkraft.
  Begeisterung, ohne veraltete Morallehren

- **Nr. 7 Wurzel-Chakra, Beine**
  Naturkraft leben. Natur- und Erdverbundenheit,
  natürlich essen. Aussöhnung mit Schöpfung

- **Nr. 8 Nabel-Chakra, Gesäß**
  Vereinigungskraft. Versöhnung. Geistig eins werden.
  Auf positive Kräfte achten. Tor zur Astralwelt

- **Nr. 9 Herz-Chakra, Rücken**
  Hellsinnigkeit. Herzliche Sinnlichkeit auf allen Ebenen,
  zur wahren Liebe finden, Wünsche erkennen

- **Nr. 10 Stirn-Chakra, Genick**
  Vollendungskraft. Konzentration, mit absoluter Hingabe u. Liebe etwas vollenden, nicht erledigen

Übersicht: Passionswege mit Kurzbeschreibung

- **Passionsweg K**
  Kopf, Augen, Ohren, Nase, Oberkiefer, Nebenhöhlen, Migräne.

- **Passionsweg H**
  Hals, Bronchien, Unterkiefer, Speiseröhre, Sprache, Hände, Süchte (Rauchen etc.).

- **Passionsweg S**
  Solarplexus. Herz, Lunge, Haut, Leber, Verdauungsorgane, Gefühle.

- **Passionsweg X**
  Kein Lebensfeuer/keine Lebenskraft, Sexualorgane, Nieren, Partner-, Berufsprobleme.

- **Passionsweg B**
  Gehbehinderung; Beine, Hüfte, Leibesfülle, Krampfadern, Unfälle.

- **Passionsweg L**
  Unterer Rücken, Lenden, Wirbelsäule, Po, negative Geistwesen.

- **Passionsweg R**
  Mittlerer Rücken, Nacken, Hals, Schulter, Herz, Lunge, obere Verdauungsorgane.

Der Weg, der zum Vater führt

An dieser Stelle möchte ich Ihnen einen Bibeltext nennen, der Ihnen vielleicht bekannt ist, aber ich möchte Ihnen den Zusammenhang mit dem Lebensbaum näher erläutern. Unter der Überschrift „Der Weg zum Vater" können Sie im Neuen Testament bei Johannes 14, 1-7 Folgendes lesen (es ist die Zeit vor der Gefangennahme Jesu):

Jesus sagte zu allen: „Erschreckt nicht, habt keine Angst. Im Haus meines Vaters gibt es viele Wohnungen, und ich gehe jetzt, um dort einen Platz für euch bereitzumachen. Dann werde ich zurückkommen und euch zu mir nehmen, damit auch ihr seid, wo ich bin. Den Weg zu dem Ort, an den ich gehe, kennt ihr ja."

Thomas sagte zu ihm: „Wir wissen nicht einmal, wohin du gehst! Wie sollen wir dann den Weg dorthin kennen?" Jesus antwortete: „Ich bin der Weg, der zur Wahrheit und zum Leben führt. Einen anderen Weg zum Vater gibt es nicht. Wenn ihr mich kennt, werdet ihr auch meinen Vater kennen. Schon jetzt kennt ihr ihn und habt ihn gesehen." So weit der Bibeltext.

Hier spricht Jesus von einem Weg, der ganz eindeutig auf den Lebensbaum verweist, wenn auch die Bibel diesen nicht erwähnt und die Jünger ihn vielleicht auch nicht kannten.

Jesus bereitete seine Jünger auf seinen körperlichen Abschied vor. Er sprach von Wohnungen in einer anderen Sphäre und von einem geistigen Weg zum Vater. Thomas, der Ungläubige, als Synonym für einen Menschen, der die ganzen Dinge, von denen Jesus jahrelang sprach, immer noch nicht verstanden hatte, fragte mal wieder in seiner klaren und pragmatischen

Art, wie viele heutige Menschen auch fragen würden. Es ist nun mal ein geistiger Weg, den wir auf keiner Landkarte finden werden. Diesen Weg finden wir aber auf der Landkarte des Lebensbaumes der Kabbala und dort ganz in der Mitte von unten nach oben. Dieser von Jesus beschriebene Weg zum Vater führt vom Materiellen, von Malkuth, zu unserem Inneren, zu unserem Unterbewusstsein, zum Unteren Selbst, zu Jesod. Dann führt der Weg weiter zu Tiferet, dem Christusbewusstsein, dem Hohen Selbst. Dieses Hohe Selbst will Christus immer für uns sein. Und von hier aus geht es direkt zum Vater, zu Kether. Mit anderen Worten ausgedrückt, können wir den Vater nur dann erreichen, wenn wir in den Bereich des Unbewussten, in die Versenkung der Kontemplation oder der Meditation eintreten. Erst von hier aus ist es uns möglich, mit unserem Christusbewusstsein in Kontakt zu treten, das von sich aus den Weg zum Vater öffnet. Dies ist der einzige Weg, auf dem Gebete, Bitten, Wünsche, Lobpreisungen, Dank und all diese Dinge möglich sind.

Hier ist das Geheimnis der Geistheilung zu finden.

Dies ist auch eine Bestätigung, dass Jesus selbst ein Meister der Kabbala war und dass ihm der Lebensbaum und das Wissen der Kabbala nicht unbekannt war.

Und noch ein Beispiel der Tiefgründigkeit des Lebensbaumes. Die 10. Sefira wird auch das Reich genannt. Und es ist das Reich, auf das sich Jesus im letzten Satz des Vaterunsers bezieht: Und Dein ist das Reich und die Kraft und die Herrlichkeit (Sefira 10, 7 und 8, Malkuth, Netzach und Hod). Die zugehörigen deutschen Bezeichnungen: das Königreich bzw. Erdreich, die Kraft und die Herrlichkeit bzw. Ordnung. Das zeigt ganz deutlich, dass Jesus selbst ein Meister der Kabbala war.

Das will auch ausdrücken, wenn wir den Lebensbaum als auf dieses untere Dreieck (Malkuth, Netzach und Hod) gebaute Ganze ansehen, dass im Reich Gottes, in dem wir leben (Malkuth), alle höheren Kräfte einwirken und somit einen Einfluss auf uns haben. Und wiederum geht es aus dem Zentrum dieses Dreiecks Jesod über Tiferet zu dieser höchsten Kraft.

Im Kabbala-Lebensbaum mit deutschen Namen (S. 186, Abb. 8) ist der Weg zum Vater deutlich zu erkennen: Vom Erdreich, vom Materiellen, über das Untere Selbst und über das Hohe Selbst geht es direkt zum Vater, zum Urgeist.

Folgen Sie dem Weg 21 – 14 – 2.

Das ist der Weg der Heilung; es ist der Weg, den wir beschreiten, wenn es um unsere Neuschöpfung geht.

Die zahlenmäßige Bezeichnung der Wege ist: 21, 14 und 2; die Bedeutungen dieser Wege sind:

Der Weg 21: Es ist der Weg zum wahren Lebenserfolg durch den Umgang mit spiritueller Tatkraft, der zu Vollendung führt.

Weg 14: Die diesem Weg innewohnende Energie wird als eine prüfende und bewilligende Energie bezeichnet. Hier wird klar entschieden, wo die Grenzen sind und ob der Weg beschritten werden darf. Mit innerer Harmonie werden Grenzen anerkannt.

Weg 2: Die vereinende Kraft, die das Christusbewusstsein mit der Urkraft verbindet, führt zu den Geheimnissen der Schöpfung.

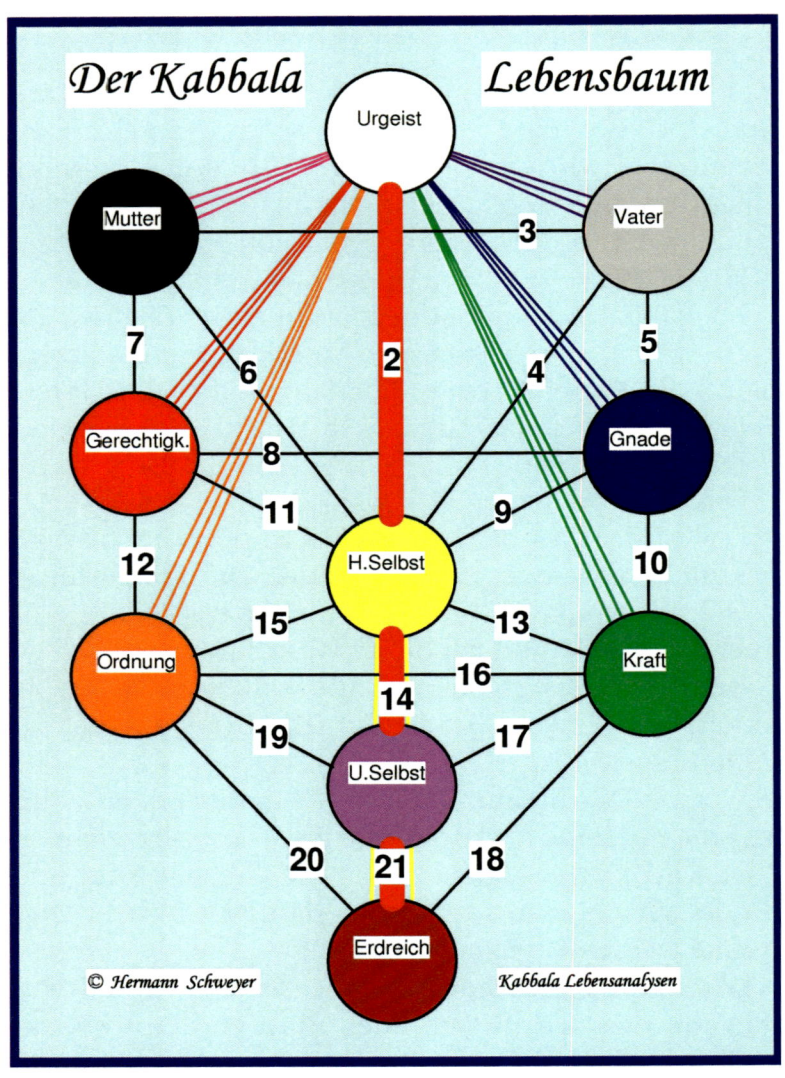

Abb. 8: Der Kabbala-Lebensbaum mit deutschen Namen

Mein Werdegang zur Kabbala-Lebensanalyse

Zum Ende der Beschreibung der Kabbala will ich Ihnen noch verraten, wie ich überhaupt zu diesem Thema gekommen bin. Es war vor langer, langer Zeit, so beginnen doch viele Märchen, und so beginnt auch meine Geschichte, die kein Märchen ist. Es war bei einem sogenannten Einkehrtag, einem Besinnungstag in einem Kloster, als die Frage dann war, was der Einzelne im Alter gerne machen möchte, so eine Art Lebensplanung. Jeder der Teilnehmer sollte sich auf diese Frage eine Antwort überlegen. Ich dachte oder ich sagte es dann auch laut, ich weiß es nicht mehr, denn es ist schon so lange her, es war in den 1970er oder 1980er Jahren.

Also: Wenn ich mal in Rente gehe, dann möchte ich:

- *Etwas machen, das ich kann oder kenne.*
- *Etwas machen, das in den Bereich der Esoterik fällt, die damals gerade in Mode kam.*
- *Etwas machen, das nicht nutzlos ist, sondern das im Prinzip jeder brauchen kann.*

Diese drei Wünsche hören sich doch schön an, aber was sie genau beinhalten, das überließ ich der guten Märchenfee. Dann habe ich nicht mehr daran gedacht und das Ganze jahrzehntelang vergessen. Es vergingen Jahre, ich wurde älter, wurde reifer, und wurde eines Tages so alt, dass ich in Rente gehen durfte. Mein Leben hat sich geändert, die Aufgaben haben sich verändert, ich musste nichts mehr machen, ich durfte das tun, was mir Freude bereitete. Und viel Neues kam in mein Leben und die Kabbala hat mich eines Tages ganz plötzlich interessiert.

Ich war begeistert davon, dass man aus dem Namen und dem Geburtsdatum eines jeden Menschen seine Lebensaufgaben berechnen und dann deuten kann. Das ist ja fantastisch, das will ich alles genau wissen, sagte ich mir. Ich besuchte Seminare bei meinem Kabbala-Lehrmeister und sammelte das Wissen und die Deutungen, um solche Lebensanalysen berechnen und deuten zu können.

Bei derartigen Analysen treten ganz allgemein drei Probleme auf:

1. Die Berechnung muss fehlerfrei sein. Der kleinste Rechenfehler, der bei einer Berechnung von Hand leicht auftreten kann, führt zu einem falschen Ergebnis.
2. Eine Analyse muss immer wieder nachlesbar sein, denn mit solchen Analysen muss der Betreffende arbeiten. Eine nur mündlich erstellte Beratung ist nach kürzester Zeit vergessen und dann wertlos.
3. Eine Analyse muss für jeden Menschen und für jeden Geldbeutel erschwinglich sein.

Diese Probleme lassen sich mit einem Computerprogramm lösen, denn das Ergebnis ist fehlerfrei, der Ausdruck ist immer wieder nachlesbar und die Analyse ist kostengünstig zu erstellen. Also entwickelte ich das erste Kabbala-Berechnungsprogramm, das es auf dem Markt gibt, das Kabbala-Lebensanalyse-Programm KABBASOL, siehe auch im Internet unter www.kabbala.de.

Viele Menschen haben damit ihren wahren Lebensweg gefunden und haben erkannt, welche Aufgaben in diesem Leben die eigenen sind, was ihre Seele lernen und erfahren will. Dass diese Aufgaben zu machen sind, haben mir viele meiner Kunden versichert. Auch hier bestätigt sich der Ablauf einer Geistheilung, wie ich diese anschließend noch genauer beschreiben werde.

Diese Aufgaben betreffen im Wesentlichen zwei Punkte:

1. Sich informieren und ein oder mehrere überzeugende Beispiele von Heilungsberichten finden und verinnerlichen. Dies ist dann die Ausgangslage für die Überzeugung des Unterbewusstseins, des Unteren Selbst.
2. Das eigene Denken und Handeln ändern, also das Anpassen und Umsetzen der Lernaufgabe.

Das Untere Selbst kennt nun auch den Grund der neuen Handlungen, nämlich den zu dieser Lernaufgabe zugehörigen Passionsweg, den es nun zu heilen gilt. Dieser, wenn auch nicht direkt ausgesprochene, Heilungswunsch ist ihm durch die Analyse ja bekannt und gibt die Bitte an das Hohe Selbst weiter und die Heilung wird eingeleitet.

Der richtige Name

Bei den Kabbala-Lebensanalysen ist es immer ganz wichtig, die Ursprungsnamen zu wissen und auch diese bei der Berechnung zu verwenden. Das sind die Namen und auch die Schreibweise, wie sie erstmals, also zum Zeitpunkt der Geburt, in das Geburtsregister eingetragen wurden. Nur diese Namen, keinesfalls irgendwelche Kosenamen, sind dazu geeignet, die Lebensaufgaben und die Lebensziele zu berechnen und zu deuten. Dies gilt auch dann, wenn bei der Geburtsanmeldung offensichtlich ein verwirrter Vater den Vornamen einer im Geheimen angebeteten Schauspielerin angegeben hat. Hier gilt auch der Satz, den Pontius Pilatus schon einmal sagte: „Quod scripsi, scripsi." (Was ich geschrieben habe, habe ich geschrieben.) Dazu habe ich von meinen Kunden manche lustige und auch komische Geschichten gehört. Es stellte sich jedoch immer heraus, dass alles seine Richtigkeit hatte, so wie die Namen erstmalig eingetragen wurden.

Eine andere Geschichte, die von der Verwendung von Namen in der Kabbala handelt, will ich hier erwähnen. Der israelische Staatschef Ariel Scharon erlitt 2005 einen Schlaganfall, wurde daraufhin mehrfach operiert und liegt seitdem im Wachkoma. Israelische Kabbalisten verliehen ihm daraufhin den Vornamen „Chaim", das bedeutet Leben, damit er noch lange am Leben bleibt. Aber leider hat sich bis heute 2013 an seinem Zustand nichts verändert. So habe ich es aus den Medien entnommen.

Ich meine dazu, dass es doch auf solche Art und Weise nicht geht. Dann kann ja jeder daherkommen, sich einen wie auch immer schönen Namen zulegen, und das Leben ist happy. Der Name eines Menschen hat eine Bedeutung, hinter der eine Aufgabe steckt, die der Mensch als Seele sich ausgesucht hat. Das lässt sich nicht mit ein paar Buchstaben abändern.

Auswirkungen der Kabbala-Lebensanalyse

Das Wichtigste im Leben ist, dass der Mensch seinen Lebensaufgaben nachgeht, die er sich bereits vor der

Geburt als Seele ausgesucht hat. Das ist seine Bestimmung, auch wenn dies mancher als unausweichliches Schicksal betrachtet, so führt es doch zu Gesundheit, Glück und Zufriedenheit. Eine bewährte Möglichkeit, diese Lebensaufgaben zuverlässig zu ermitteln, ist das von mir dafür entwickelte Programm KABBASOL (*siehe www.kabbala.de*). Die Arbeit mit den persönlichen Themen führt definitiv zu Gesundheit, wie mir von vielen Kunden bestätigt wird (*siehe www.kabbala.de/meinung.htm.*) Diese persönliche Kabbala-Lebensanalyse ist für jeden Menschen ein Geschenk mit dem auftretenden Aha-Effekt, den die meisten Menschen erleben werden, so wie ich es auch erlebte, als ich das erste Mal meine eigenen Lebensaufgaben gesagt bekam. Diese erstmalige Erkennung der eigenen Lebensaufgaben ist für die meisten Menschen eine fast umwerfende und tiefgehende Erfahrung.

Eine der wichtigen Aufgaben der Kabbala-Lebensanalyse liegt darin, durch das Auftreten des genannten Aha-Effektes das Untere Selbst nachhaltig zu beeindrucken. Ist nun das Untere Selbst davon überzeugt, dann kann es willig die dort genannten Aufgaben akzeptieren und weitere Aktivitäten befürworten. Auftretende Bitten, die aufgrund der Erkenntnisse aus der Analyse entstehen, werden meist ohne großen Aufwand weitergeleitet und erfüllt. Die im Alltag nötigen Veränderungen werden so oft fast automatisch in die richtigen Bahnen gelenkt.

Auch für Therapeuten und Lebensberater ist das Computerprogramm von Interesse, wenn diese sich aus den Daten ihres Klienten ein Bild über dessen mögliche Probleme machen können, noch bevor er in die Sprech-

stunde kommt. Auf diese Weise kann auch der Thera-
peut den Aha-Effekt beim Klienten auslösen.

Auf der Suche

Sie kennen bereits einige bis viele Methoden der
Geistheilung, haben über erfolgreiche Heilungen gehört
oder gelesen, aber nichts selbst erprobt und sind noch auf
der Suche nach der für Sie scheinbar besten Methode.

Alle Heilungsarten sind dann die besten, wenn Sie
selbst davon überzeugt sind und daran glauben. Daran
glauben heißt, total überzeugt sein, ohne Wenn und Aber.
Das heißt: nicht lange suchen, einfach machen. Wenn
das aber immer so einfach wäre. Durch Ihre lange Suche
nach noch anderen und vielleicht besseren Methoden
hat das Untere Selbst gelernt, sich weiterhin abwartend
zu verhalten und nichts weiter zu unternehmen wie bisher. Jetzt wird es schwierig, das Untere Selbst zu bewegen,
den Kontakt zum Hohen Selbst herzustellen. Sie sollten
etwas suchen und finden, was sich ganz anders anhört,
was ganz neu für Sie ist und von dem nicht nur Sie, sondern auch Ihr Schorschi überzeugt ist und dieser dann
sagt: „Toll, das gefällt mir, das machen wir, auf geht's."
Und dann machen Sie das „Verrückte". Als Vorlage nehmen Sie mein „Ich kann"-Erlebnis, das ich unter Rituale
beschrieben habe. Zu dieser Zeit klappten meine Bitten
auch nicht besonders gut. Aber das Zettel-Vergraben war
für mein Unteres Selbst neu und es klappte ratzfatz.

Sie sind ein Neuling auf diesem Gebiet, haben ein
Problem und sind auf der Suche. Der erste wichtige
Punkt ist, dass Ihr inneres Wesen, Ihr Unterbewusstsein,
das Untere Selbst tief beeindruckt ist von den einfachen

Dingen, die zur Heilung führen. Und dazu noch kostenlos, meistens jedenfalls. Dieses Beeindruckt-Sein ist dann oft der Fall, wenn eine neue Methode auf dem Heilermarkt erscheint. Die Methode braucht nur einen neuen Namen zu haben und auf eine andere Art und mit neuen Begriffen erklärt zu werden und schon kann das Untere Selbst beeindruckt und überzeugt sein. Das reicht schon, um seine Wirkung zu zeigen, was sehr oft ganz unbewusst geschieht. Bestätigungen durch andere Personen und durch Heilungsberichte jeglicher Art sind sehr hilfreich.

Nun haben Sie etwas gefunden und Sie sollten das nun mit Vertrauen angehen. Achten Sie aber darauf, dass Sie in keine Gruppe oder Ähnliches eintreten müssen und dass Sie bestimmen, wann Sie die Dinge wieder beenden wollen. Es darf also kein Druck oder Zwang dahinterstehen.

Andere Erfahrungen

Einige der Leserinnen oder Leser sagen vielleicht, sie hätten aber ganz andere Erfahrungen gemacht, so wie ich das in diesem Buch darstelle, kann das nicht sein. Ich will nochmals klarstellen: Ich beschreibe hier in diesem Buch die Vorgänge bei der Geistigen Heilung, so wie diese funktionell ablaufen. Ich beschreibe nicht die Gefühle und Emotionen, die dabei entstehen können und sich letztendlich als Glaube im Unterbewusstsein eines jeden abspeichern. Dieser Glaube ist dann die

Grundlage seiner persönlichen Denkweise und Handlungsweise.

Sie haben selbst eine tiefe spirituelle Erfahrung gemacht, eine Erscheinung gehabt, eine Heilung oder etwas unbeschreiblich Wunderbares erlebt, dann will ich Ihnen dazu aufrichtig gratulieren. Bewahren Sie dieses Erlebnis in Ihrem Herzen und lassen Sie es zu Ihrem Wissen werden, das Ihnen niemand mehr nehmen kann, denn nur Sie haben das erfahren.

Viele nennen solche Erfahrungen auch Gotteserfahrung, das ist auch in Ordnung. Alle derartigen Erfahrungen sind Informationen, die wir aus der geistigen Welt über unser Hohes Selbst empfangen und im Unteren Selbst abspeichern. Diese Information oder nennen wir sie einfach Energie wird bildhaft gespeichert, sodass wir dieses Bild immer parat haben. Das können dann die verschiedensten Bilder sein, ein brennender Dornbusch wie bei Moses (2.Mos.3,2), ein Jesus, der Ihnen erscheint, Ihr eigener Schutzengel oder andere Geistwesen und Lichtgestalten. Dazu kommen dann noch die näheren Gründe, die dazu geführt haben. Diese Bilder sind oft dermaßen prägend und stark, dass sie den betreffenden Menschen verändern. Die Umwelt fragt sich dann: Was ist denn in diesen Menschen gefahren?

Schwierige Fälle

Es gibt immer wieder Fälle, bei denen der betroffene Mensch schwere Schicksalsschläge hinnehmen muss, obwohl er nach außen hin ein bewusstes und einem bestimmten Glauben hingebungsvolles Leben führt oder geführt hat. Alle Bekannten und Freunde wundern sich, warum gerade einem solchen hoch spirituellen Menschen dies geschieht.

Ich habe vor Jahren einen solchen Menschen an seinem Krankenbett besucht und mit ihm unter anderem die Frage diskutiert, warum viele Menschen sich fragen, warum ihnen so etwas passiert. Er antwortete: „Es geht nicht um die Fragen der Menschen, sondern um die Frage, was ich daraus zu meiner geistigen Entwicklung zu lernen habe." Das war eine der vielen wunderbaren Antworten von ihm.

Dann gibt es noch eine andere Gruppe von Menschen, die ein schweres Schicksal erleiden. Sie sind einer geistigen Gesinnung oder einer bestimmten Glaubensrichtung voll ergeben und sie machen alles Erdenkliche bis zum Extremen. Das Untere Selbst einer solchen Person ist dann im Dauerstress, der alle weiteren Selbstheilungsvorgänge blockiert. Das Untere Selbst ist programmiert auf: „Ich muss alles tun, um spirituell zu werden" und sucht 24 Stunden am Tag nach derartigen Möglichkeiten. Dieser Stress des Unteren Selbst führt auf Dauer zu Stress in allen Körperzellen und es ist hinreichend bekannt, dass gestresste Zellen sich nicht regenerieren können. Somit führt ein übertriebener Glaube oft zum Tode.

In einer Art Zusammenfassung möchte ich nun die wesentlichen Punkte anführen.

Bei den Heilungsgeschichten aus der Bibel geht es meist um den Glauben, um einen Glauben an die Heilung und den Glauben an das, was an der betreffenden Stelle befohlen wurde. Das Unterbewusstsein, also das Untere Selbst, wird häufig angesprochen. Eine Bewusstseinsänderung ist oft gefordert.

Der Geistheiler Bruno Gröning hat eine einfache, aber wirkungsvolle Methode gelehrt. Diese Art der Heilung habe ich selbst kennengelernt durch die Arbeit bei der Dokumentation von Heilungsberichten und als Leiter einer solchen Gemeinschaft.

Von christlichen Lebensschulen wie Unity können wir lernen, dass ein neues Denken Voraussetzung ist. Eine Bewusstseinsänderung bedeutet, alte Glaubensmuster zu verlassen und das Vertrauen an die Kraft und das Licht Gottes zu stärken.

Der Glaube ist ein Grundmerkmal der Geistheilung. Glaube ist nicht etwas so schnell mal Dahingesagtes, sondern Glaube ist vertrauensvolles inneres Wissen. Das heißt: Ich bin vom Verstand her überzeugt und auch vom Gefühl her überzeugt, sodass ich jetzt weiß, an was ich glaube.

Huna – auch wenn diese Lehre scheinbar aus einem fernen Land kommt und die Beschreibung noch fremdartiger klingt, ist es doch eine Lehre, die schon Jesus bekannt war und die die echten Erkenntnisse in Bezug zur Geistheilung liefert. Die drei Selbst aus dieser Lehre sind der wesentliche Bestandteil meiner Erklärung.

Gebete sind dazu da, uns zu beeindrucken und nicht Gott. Unser Inneres Kind, unser Unteres Selbst gilt es zu beeindrucken. Gebete und Rituale erfüllen demnach den gleichen Zweck; sie beeindrucken unser Unteres Selbst.

Die Kabbala-Lebensanalyse liegt mir sehr am Herzen. Durch die Erkenntnisse der Lernaufgaben und der eigenen Fehler der betreffenden Person führen diese zum Beeindrucken des Unteren Selbst. Viele Beschreibungen in der Kabbala zielen eindeutig auf Geistheilung hin. Der Weg zum Vater, wie er von Jesus beschrieben wird, ist auch der direkte Weg im Lebensbaum, vom Materiellen über das Untere Selbst und das Hohe Selbst zum Schöpfer; also die analoge Beschreibung der Geistheilung. Es ist immer das Untere Selbst als entscheidende Institution im Spiel. Der Rest kann nur liebevoll begleitet werden, was jedoch genauso wichtig ist.

Sie werden sich vielleicht seit etlichen Seiten in diesem Buch fragen, ob Geistheilung wirklich so einfach ist und ob das alles so funktioniert. Ich habe meiner Ansicht nach die wichtigsten Methoden beschrieben. Es existieren sicherlich dazu andere Meinungen, die versichern, dass eine andere besagte Methode die bessere und einzigartigste sei.

Ich habe viele Heilungsberichte studiert und nach dem Kern gesucht, es hat sich jedes Mal herausgestellt, dass der Heilungsweg immer nach demselben Schema abläuft:

a) Das Bewusstsein ändern
b) Das Untere Selbst überzeugen
c) Kontakt zum Hohen Selbst aufbauen
d) Die korrekte Bitte übergeben
e) Die Heilung vertrauensvoll erwarten
f) Danken

Das bedeutet: Sie müssen Ihren eigenen persönlichen Heilungsweg finden. Eine Hilfe dazu ist die Kabbala-Lebensanalyse. Andere und neue Gedanken führen zu einem neuen Bewusstsein, das die Grundlage für den Willen zur Heilung ist.

Sie müssen Ihr Unteres Selbst beeindrucken durch ein „Etwas". Das kann ein Gebet, ein großes oder kleines Opfer, ein Ritual oder irgendetwas Großartiges oder etwas ganz Einfaches sein. Es muss nur aus tiefstem Herzen ehrlich sein.

Mithilfe des Unteren Selbst stellen Sie den Kontakt zum Hohen Selbst her. Sind Sie etwas geübt, so können Sie diesen Kontakt auch selbst herstellen. Nun übergeben Sie die Bitte an das Hohe Selbst. Die Bitte muss bildhaft positiv formuliert sein.

Nun nehmen Sie in Ruhe, Gelassenheit und in großem erwartungsvollem Vertrauen die heilenden Energien auf. Eine Meditation, meditative Musik oder Gebete sind zu empfehlen.

Wenn es irgendwo zwickt oder kribbelt oder sich sonst etwas tut, dann hat die Heilung begonnen. Mehr können Sie nicht tun. Und am Ende das Danken nicht vergessen.

Bei diesen beschriebenen Vorgängen sind natürlich viele Variationen möglich. Deshalb hat auch jedes Verfahren seine eigene Beschreibung, aber letztlich läuft alles auf das Gleiche hinaus. Sie haben die freie Auswahl und Möglichkeit, Ihre Heilung an die aktuellen Gegebenheiten anzupassen.

An dem eigentlichen Heilungsvorgang können Sie nichts verändern, der läuft in einer ganz anderen Ebene ab. Das ist die Ebene der kleinsten Teilchen, der Atome, der Elektronen, also der Quanten. Auch wenn heute viel von Quantenheilung die Rede ist, Geistheilung war schon immer Quantenheilung und wird es auch immer bleiben.

Durch das uns unverständliche und eigenartige Verhalten der Licht-Quanten wird erreicht, dass die als Welle ausgesandten Teilchen sich an einer anderen Stelle im Körper materialisieren, die DNS beeinflussen und so eine Heilung auslösen.

Noch etwas zu meiner Person

Damit Sie nun genauer wissen, mit wem Sie es in diesem Buch zu tun hatten, will ich jetzt noch einiges aus meinem Leben berichten. Es soll jedoch keine Biografie sein. Auch wenn die folgenden Geschichten aus meinem Leben nur wenig mit Geistiger Heilung zu tun haben, so will ich doch diejenigen erzählen, die mich am meisten geprägt haben.

Mein Leben und was mir wichtig war und noch ist

Es begann in einer gut behüteten Umgebung, meine Eltern waren einfache Arbeiterleute, hatten einen soliden Beruf, mein Vater war jedoch die meiste Zeit im Krieg. So wurde ich von meiner Mutter und meiner Tante erzogen und auch geprägt. Ich bekam meinen Vater so richtig erst zu Gesicht, als er nach dem Krieg aus der Gefangenschaft entfloh und plötzlich zuhause erschien. Ich war etwa 8 Jahre alt und meine Frage war: „Ist das mein Vater?"

Ja, das war er und er sorgte sich aufopfernd um unser tägliches Brot. Mit einer festen Arbeit klappte es nach dem Krieg meist sehr schlecht und so beschloss mein Vater, ein eigenes Geschäft, ein Geschäft für Molkereiprodukte, zu eröffnen, einen „Käsladen" also. Darin war er ja vom Fach. Das war die beste Idee, wir waren finanziell besser gestellt, aber es bedeutete auch, dass wir alle, auch ich, viel Arbeit hatten.

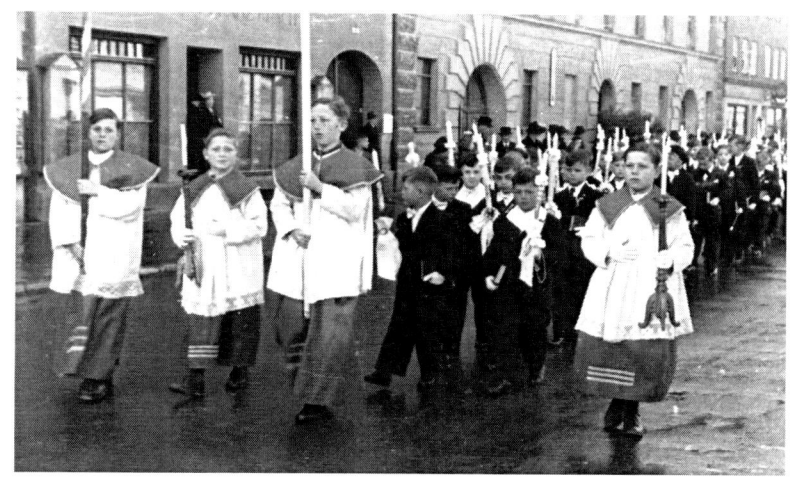

Eine Geschichte fällt mir ein: Ich musste wieder einmal von einem Bauern aus einem Nachbarort, der uns für unser Geschäft mit frischen Eiern, natürlich Bioeiern, versorgte, diese abholen. Ich fuhr mit meinem Fahrrad zu dem Bauern aufs Land, lud die Kiste mit 360 Eiern auf den Gepäckträger und fuhr wieder nach Hause. Dort passierte mir dann das Unglück, die ganze Kiste fiel mir vom Rad und den Rest der Geschichte können Sie sich denken: eine riesige Sauerei mitten auf dem Gehweg vor unserm Laden. Heute im Angebot: Frisch gefallene Eier! Das hätte man auf die Werbetafel vor dem Laden anschreiben können. Die Hälfte der Eier waren jedoch noch heil und es gab keine großen Vorwürfe von meinen Eltern. Ich half dann vor dem Laden wieder saubermachen und über die Geschichte wurde nach einiger Zeit gelacht.

Ich wurde auch auf das Gymnasium geschickt, ich vermute, dass meine Mutter sich erhoffte, dass ich einmal

Pfarrer werden könnte. Das war wohl ihr Herzenswunsch in diesen Zeiten. Ich war ein eifriger Ministrant und brachte es bis zum Oberministranten und beim Sonntagsamt war ich sehr oft Zeremoniar, das ist der, der für zeremoniellen Schnickschnack sorgt; ich war also sehr wichtig, meinte ich.

Dieses Gefühl der Wichtigkeit war besonders in den Maiandachten vorhanden. Die Kommunionkinder in ihren weißen Kleidern und Anzügen standen in einer Reihe ein ganzes Stück vor dem Altar. Sie hatten sonst nichts zu tun als nur da zu stehen. Wir Ministranten dagegen durften mit dem Priester bis zum Altar vor einziehen und zeremonielle Handreichungen und andere wichtige Dinge tun. Das war ein schönes Gefühl.

Besonders an Festtagen und ganz wichtig an Hl. Dreikönig war der Weihrauch. Wir Ministranten waren immer eifrig besorgt, dass die Glut im Rauchfass nie ausging. Nicht nur der Priester legte Weihrauch in das Rauchfass ein, auch der Zeremoniar, also ich, hatte das Recht, zu bestimmten Zeiten während der Messe Weihrauch nachzulegen. Drei Löffelchen waren üblich, aber an solchen Festtagen, wo es ganz wichtig war, dass es ordentlich qualmte, da habe ich oft eine vierte Portion auf die kräftige Glut draufgelegt.

In einer Kirche in einer anderen Pfarrei habe ich einmal gesehen, dass hier der Zeremoniar mit dem Weihrauch auch das Volk in die Beweihräucherung bei der Gabenbereitung mit einbezog. Das hat mir gut gefallen. Und beim nächsten Hochamt, ohne dass es uns angeschafft wurde, haben wir Ministranten, das sind in diesem Falle der Zeremoniar und die beiden mit dem Weihrauchfass und dem Weihrauchschiffchen, die Beweihräucherung des Volkes sozusagen eingeführt. Bei uns war diese Zeremonie bisher nicht üblich. Wir drei Ministranten mit qualmendem Rauchfass gingen in Richtung des Volkes, verneigten uns und beweihräucherten das Volk, als Zeichen der Zugehörigkeit. Das Volk stand auf und es war einfach schön, fast ergreifend. Ja, das haben WIR gemacht.

Das Bild aus dieser Zeit zeigt fünf der damaligen Ministranten bei einer Prozession, in der die Kommunionkinder mit Kreuz und Fahnen in die Kirche begleitet wurden. Ich war der in der Mitte mit dem im Bild nicht ganz sichtbaren Kreuz. Der Ministrant im Bild rechts neben mir ist heute Stadtpfarrer in einer Pfarrei in Augsburg. Wir waren hier die Wichtigsten, wir gingen voran, das ist doch klar zu sehen.

Ein paar lustige Geschichten gab es mit dem hochwürdigen Herrn Stadtpfarrer: Bei einer Messe an einem Werktag, als ich der einzige Ministrant war, fragte er, bevor wir am Ende der Messe den Altar verließen: „Haben wir eigentlich Kommunion ausgeteilt?" Ich sagte: „Nein", und die Antwort war: „Da bist wieder du schuld." Wir haben dann anschließend die Kommunion ausgeteilt, indem wir wieder dort begannen, wo meine vermeintliche Schuld lag. Ich habe dann das Confiteor gebetet (das ist das Schuld- und Sündenbekenntnis, auf Lateinisch) und der Priester hat die Kommunion ausgeteilt. Im Confiteor heißt es ja, „… mea culpa, mea maxima culpa …", das heißt: Meine Schuld, meine große Schuld. Ich fand das sehr lustig, weil mir keine Schuld bewusst war und der hochwürdige Herr Stadtpfarrer seine Gedanken wieder einmal woanders hatte.

Um den Vorgang zu verstehen, hier der Ablauf dazu: Wenn der Priester selbst die Kommunion erhalten hat, dann ist der Zeitpunkt gekommen, zu entscheiden, ob auch das Volk an der Kommunion teilnimmt. Das war früher so und ist heute anders. Wenn dann der Priester den Tabernakel (das ist der verschlossene goldene Kasten auf dem Altar) aufschloss und das Ziborium (das ist der mit einem Mäntelchen umgebene Kelch mit den Hostien drin) herausholte, dann mussten die Ministranten das Confiteor beten und der Priester teilte dann die Kommunion aus. Da in diesem Falle aber der beschriebene Vorgang nicht stattfand, habe ich auch nicht das Confiteor gebetet.

Und eine weitere Anekdote: Nach dem Austeilen der Kommunion während der Messe wird dem Priester zum Ausschwenken des Kelches nochmals Wein und Wasser gereicht, das der Ministrant nach Gutdünken oder nach dem Wunsch des Priesters einschenkt. Ich war es gewohnt, weil der Vorrat an Wein immer ausreichend war, nicht den ganzen Rest einzuschenken. Oft wollten die Priester auch nur Wasser. Und so schenkte ich eines Tages meinem verehrten Herrn Stadtpfarrer nicht den ganzen Rest Wein ein. Sogleich fragte er nach: „Saufst den Rest selber?" und wollte den ganzen Wein haben. Er bekam ihn, ich war sowieso nicht scharf auf das mir ungewohnte heilige Getränk.

An dieser Stelle möchte ich mich aber auch entschuldigen für eine, für meinen geliebten Stadtpfarrer sicher nicht erfreuliche Antwort von mir. Während meines späteren Studiums bezuschusste er einmal meine Kosten für das kirchlich geführte Wohnheim in Augsburg. Bei einem Besuch fragte er mich, ob wir auch das Fach Religion im Unterricht hätten. Voller Inbrunst im Glauben an die Wichtigkeit der technischen Unterrichtsfächer und der Unwichtigkeit der Religion antwortete ich, dass wir dazu keine Zeit hätten. Heute ist mir klar, das war keine gute Antwort.

Das Gymnasium war keine Freude, denn mir sagte kein Lehrer und auch sonst niemand für mich verständlich, zu was man all diese Dinge, wie Latein, Griechisch, Geschichte usw. irgendeinmal brauchen kann. Außer Mathematik, das war einigermaßen interessant. In meinem Zeugnis stand, dass ich das Klassenziel nicht erreicht hätte, aber ich hatte ja kein Ziel, jedenfalls kein mir bekanntes. Und so verließ ich nach acht Jahren Schule das Gymnasium; das war damals die staatlich verordnete Schulzeit. Ich bekam sofort eine Lehrstelle als Rundfunkmechaniker, nachdem ich einen Eignungstest mit Bestnote bestanden hatte. Na also, geht doch. Das wird ab jetzt mein Beruf, an dem ich viel Freude haben werde. Jetzt ist mir klar geworden, zu was man Mathematik brauchen kann, denn außer Radios zu entstauben gab es auch so manches zu berechnen, damit nach der Reparatur die Kiste wieder tadellos lief. So langsam, aber immer schneller stieg in mir das Bedürfnis auf, die Welt und die Technik zu verstehen.

Außer der Technik wurde noch ein weiteres Interesse in mir geweckt, die Musik. Ein Nachbar, der Musikdirektor war, begann mit Jugendlichen eine Blaskapelle aufzubauen. Er wollte die Blasmusik, die während des Krieges aus Mangel an Mitgliedern nicht mehr möglich war, mit einer Jugendkapelle wieder zum Leben erwecken. Seine Idee war, die neue Jugendkapelle, sobald sie spielfähig sein würde, mit den noch vorhandenen älteren Musikern zu einem neuen Blasorchester zu vereinigen. Das gelang ihm und es entwickelte sich daraus das Blasorchester, das seit 1954 offiziell die Stadtkapelle Mindelheim ist. Hier war ich über 20 Jahre lang dabei und es hat mir von Beginn an viel Freude bereitet. Ich war also schon damals als Jugendlicher an einem Schöpfungsakt beteiligt. Es lebe die Musik.

Ein schönes Erlebnis möchte ich hier einfügen: Als die Stadt Mindelheim und die Stadt Bourg de Peage in Frankreich mit der Stadtkapelle Städteverbrüderung feierten, spielten wir an der Heldengedenkstätte, ein riesiges Monument in Form eines Kreuzes, ein international bekanntes Lied. Als wir begannen, flogen fünf weiße Tauben heran, umkreisten mehrere Male den Gedenkstein und setzten sich dann auf den Stein. Sie hörten sich das Musikstück an und flogen am Ende fast lautlos wie sie gekommen waren wieder fort. Das ist für mich heute noch das gültige Zeichen, dass wir auch aus der Sichtweise der geistigen Welt willkommen waren.

Was ich heute allgemein noch bemerken will, ist die Tatsache, wenn man als Jugendlicher zu einer Gemeinschaft wie einer Musikgruppe, einem Sportverein oder einem Trachtenverein dazugehört, dann hat man in der Freizeit eine Aufgabe und dann kommt man nicht auf oft abwegige Gedanken, Dummheiten zu machen.

Nach der Lehrzeit stellte ich fest, dass es für ein tiefer gehendes Verständnis der Welt noch ein Mehrfaches an Kenntnis der Technik braucht. Auch die Verdienstmöglichkeiten als Rundfunkmechaniker-Geselle waren nicht berauschend, war 1956 doch der tarifliche Stundenlohn 1,04 DM. Das war ein weiterer Punkt, nach neuen Wegen zu suchen. Mein Freund Alfred, ebenso mit seiner Lehre fertig, war aus den gleichen Gründen ebenfalls auf der Suche. Es zog uns nach Augsburg ans Rudolf-Diesel-Polytechnikum. Ich studierte Fernmelde- und Hochfrequenztechnik, mein Freund Alfred Starkstromtechnik. Nach dem Studium durften wir uns Ingenieur nennen, ein bewegendes Gefühl. Jahre später wurde dieser Titel in Dipl.-Ingenieur (FH) geändert. Nach dem Studium wurde ich bei Siemens in München eingestellt als Entwickler in der Fernmeldetechnik. Ja, das gefiel mir, die Technik zu verstehen und neue Ideen zu verwirklichen.

Nach Jahren, als die Technik immer mehr Software und weniger Hardware enthielt, hat sich mit dem Ende so mancher Entwicklungsphase oft ein ungewohntes Gefühl eingeschlichen, das fragte: „Wo ist jetzt etwas von deiner Arbeit zu sehen?" Meine entwickelte Software ist im Gerät verschwunden und nichts davon ist zu sehen. Ja, das Gerät funktioniert so, wie ich es ihm per Software beibrachte, aber es ist ein anderes Gefühl gegenüber früher. Ich suchte mir ein Hobby zur Befriedigung meines Schöpferdrangs „Das-habe-ich-gemacht". Ich drechselte. Es entstanden aus groben Holzklötzen die schönsten Kerzenständer, Vasen, Schalen, Zierstäbe und auch Spinnräder, fast alles, was man sich rund und aus Holz vorstellen kann. Im näheren Umkreis waren meine Werke bekannt und beliebt. Und wieder kehrte das Schöpfergefühl zurück, wunderbar.

Ja, ich bin der Schöpfer meiner eigenen Werke.

Abschied

Und nun will ich mich verabschieden, ich danke für Ihr Interesse, machen Sie es gut.

Nach einem Grüß Gott, wie ich Sie zu Beginn des Buches begrüßt habe, will ich mich auch mit dem entsprechenden, genauso kurzen bayrischen Gruß verabschieden, „Pfia Gott" (das ist die Kurzform) und die persönlichere „Pfiat Di Gott", das heißt: Behüte Dich Gott, und finden Sie Ihren persönlichen Heilungsweg und glauben Sie an Ihre Heilung.

Literaturverzeichnis:

- *Die Bibel, Luther-Bibel und Einheitsübersetzung*

- *Reinkarnation als Realität, Stefan von Jankovich, Drei Eichen Verlag*

- *Die Lehre Bruno Grönings, Thomas Busse, Grete Häusler Verlag*

- *Das Wirken Bruno Grönings, Thomas Eich, Grete Häusler Verlag*

- *Kahuna-Magie, Max F. Long, Hermann Bauer Verlag, Freiburg*

- *Huna Praxis, Henry Krotoschin, Hermann Bauer Verlag, Freiburg*

- *Die verborgene Lehre Jesu, eine Huna Interpretation, Max F. Long, Schirner Taschenbuch*

- *Grundlagen der UNITY Lehre, übersetzt von Thea Jung, Frick Verlag Pforzheim*

- *Christliches Heilen, Charles Fillmore, Frick Verlag Pforzheim*

- *Die Suche, Richard u. Mary-Alice Jafolla, Frick Verlag Pforzheim*

- *Die Heilungsgeheimnisse der Jahrhunderte, Catherine Ponder, Goldmann Verlag*

- *Die Kabbala Lebensanalyse, Hermann Schweyer, Windpferd Verlag*

Im Internet unter www.google.de finden Sie unter: „Lee Carroll channeling deutsch" viele Channelings von Kryon.

Ebenfalls von Hermann Schweyer erschienen:

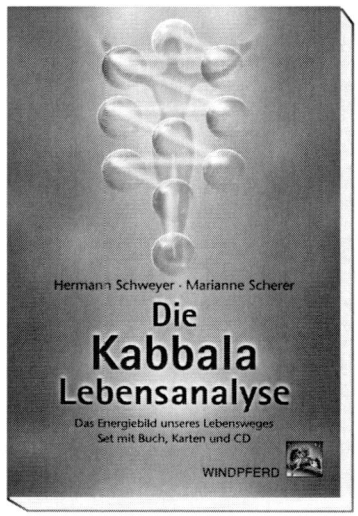

Hinter jedem Namen und Geburtsdatum verbirgt sich ein Bild dieses
Menschen. Diese energetische Mo-
mentaufnahme wird aus dem Herz
der uralten westlichen Mysterien-
schule, der Kabbala, abgeleitet. Das
zentrale Symbol der Kabbala ist der
Lebensbaum als Abbild universaler
Gesetze. In diesem Set offenbart der
Lebensbaum über die Umsetzung
in ein persönliches Energiebild die
Lebensziele und Lernaufgaben, also
den Entwicklungsweg eines jeden
Menschen. Die Kabbala wird hier
als Beschleuniger und Transforma-
tor auf dem Weg zur Selbstverwirk-
lichung eingesetzt. Dabei ist die Kabbala einzig Anregung – der Er-
kennende ist der Mensch, der das Erkannte bewusst und im Einklang
mit seinem Selbst umsetzt. Das Set besteht aus drei Teilen: Das Berechnungsprogramm, auf CD bis Windows XP oder im Internet unter www.kabbala.info/LIFE-KabbaOnline/Start-Windpferd.htm führt
die nötigen Berechnungen durch und liefert das individuelle Energiebild und die Lebensthemen eines Menschen. Das Kartenset mit den
22 Lebenswegen steht uns bei der Visualisation der persönlichen Lebensthemen zur Seite und erweitert das Set um die Dimension eines
weisen Ratgebers. Das Handbuch liefert eine Einführung in die Kabbala, beschreibt die berechneten Ergebnisse und vertieft die Themen
dieses Ratgebers: übersichtlich und faszinierend.

Hermann Schweyer, Marianne Scherer
Die Kabbala-Lebensanalyse
Das Energiebild unseres Lebensweges
Taschenbuch, 173 Seiten, 22 Karten, CD-ROM
mit Berechnungsprogramm,
ISBN: 978-3-941275-37-9, 24,90 €